さぬちゃん先生の
こそ勉ナース&研修医のための

手術室の
モニタリング
"あるあるトラブル"
解 決 塾

呉医療センター・中国がんセンター麻酔科科長
讃岐美智義

ⅯⒸ メディカ出版

手術室のみなさんへ

「せんせ〜。手術室で使うモニターのみかたがよくわかりませ〜ん」

新人看護師が私を見ると必ず、モニターのみかたを尋ねてくる。

看護師だけでなく初期臨床研修医からも、簡単に教えてほしいという要望をもらうことがある。本書は、新人看護師や研修医の「手術室のモニターは難しい」を払拭するために手術室で麻酔科が使うモニターに関する、よくある失敗（あるある）をキーとして構成した会話形式の新しい書籍である。本書の内容は、2018年度に『オペナーシング』に1年間連載した手術室のモニターの話題がオリジナルで、それを書籍として読みやすい形にまとめ直したものである。月刊誌での1年間の連載ということで、手術室のモニターのみかた、使い方をなんとなくゆるい形で12章に分けた。自画自賛といわれるかもしれないが、このゆるさも著者は非常に気に入っている。

各章は3つのパートから構成されている。1つめのパートには、新人の失敗あるあるマンガ、その次のパートには、先輩ナースや医師たちの座談会、最後のパートには、その章でとりあげたモニタリングについてのさぬちゃん流の説明文が入っている。また、看護師だけでなく研修医にも役立つ内容を盛り込んだ。決して必要な説明を端折るのではなく、必要な内容をやさしく説明すること、とっつきやすい形で提供することを心がけたつもりである。

"こそ勉"という言葉が示すように、勉強しようという意気込みを持った看護師や研修医を対象としたため、これまでの書籍では解説していないトリビア的な話題も惜しみなく掲載した。モニターに関する書籍は、従来は多くの人が辞書的に引くという使い方をしてきたと想像されるが、本書では通読するという楽しみを提供したいと考えている。

さあ、あなたも、本書を通読してさぬちゃんワールドに浸かってみよう。

2020年初秋
新型コロナウイルス感染症拡大の影響で、まだまだ国民の行動制限がある中、
広島の自宅にて

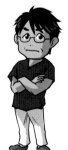

讃岐美智義

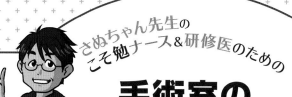

さぬちゃん先生の
こそ勉ナース＆研修医のための

手術室の
モニタリング
"あるあるトラブル"
解 決 塾

-------------------- **目 次** --------------------

【本書でとりあげる薬剤・製品情報などについて】
● 掲載の情報は 2020 年 3 月現在のものです。
● 薬剤の解説には、一部適応外（承認外）使用も含まれます。実際の使用にあたって、必ず個々の添付文書を参照し、その内容を十分に理解したうえでご使用ください。
● 編集制作に際しては、最新の情報をふまえ、正確を期すよう努めておりますが、医学・医療の進歩により、記載内容は変更されることがあります。その場合、従来の治療や薬剤の使用による不測の事故に対し、著者および当社は責を負いかねます。

さぬちゃん先生のこそ勉ナース&研修医のための
手術室の薬剤
"あるあるトラブル" 解決塾 もおすすめ！

手術室の薬剤を、こっそり楽しく学んじゃおう!!

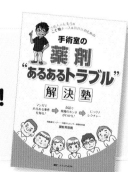

本書の内容紹介

マンガで
モニタリングに
関する事件を知る
→
座談会で現場の
ホンネがわかる
→
モニターの解説
をじっくり読む
→
なんだかモニター
とモニタリングに
くわしくなってる！

マンガ 新人オペナースみずきと研修医はじめの
モニタートラブル ドキドキ 事件簿 登場人物

新人ナース

みずき（22歳）
新卒新人でオペナースに。かすみ
の指導を受けながら、基本をしっ
かり勉強中。

オペナース

かすみ（3年目：24歳）
オペ室3年目で、今年から新人のみ
ずきを指導することに。おっちょこ
ちょいなので失敗することも。

研修医

たける（27歳）
気合いは十分だけど、まだまだ危
なっかしい研修医。はじめに怒ら
れながら奮闘中！

麻酔科医

はじめ（29歳）
麻酔科の専門医を目指して修行中。
新しい研修医の「たける」を引き
連れて、手術室で大活躍！

座談会 麻酔科医の実は…
Dr.さぬきがこっそり聞き出すホンネ 登場人物

マンガから抜け出した
看護師や医師の声を
聞いてみよう！

司会

讃岐美智義
麻酔科医師。愛称はさぬちゃん先
生。難しいこともさぬちゃんマジ
ックで易しくなる！

先輩ナース

すみれ先輩（12年目：34歳）
1年前に、念願の手術看護認定看
護師を取得。来年の学会で発表す
る研究の仕込み中。

先輩ナース

さくら先輩（5年目：27歳）
オペ室5年目。プリセプターを経
て、中堅ナースとして最前線でばり
ばり活躍中。

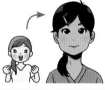

オペナース

かすみ（3年目：24歳）
オペ室3年目で、今年から新人のみ
ずきを指導することに。おっちょこ
ちょいなので失敗することも。

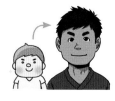

麻酔科医

はじめ（29歳）
麻酔科の専門医を目指して修行中。
新しい研修医の「たける」を引き
連れて、手術室で大活躍！

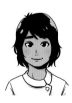

ICU看護師

はづき（12年目：34歳）
すみれと同期のICU主任看護師。
教育担当として、日々業務を覚え
やすくする方法を考え中。

心電図モニターの正しい装着のしかた
～心電図電極は、どこに貼るの？～

新人オペナースみずきと研修医はじめの
モニタートラブル ドキドキ事件簿

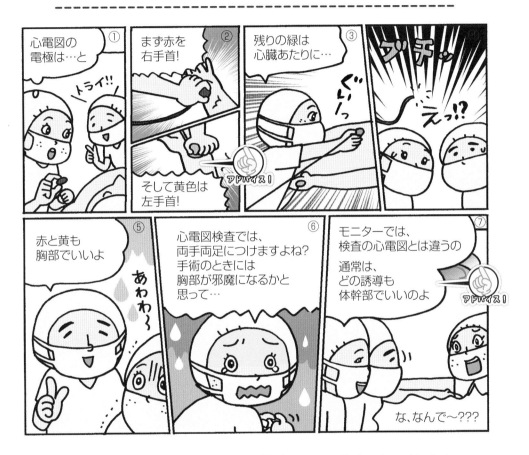

---- **何がダメだったの!? さぬちゃん先生のワンポイントアドバイス** ----

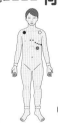

心電図検査の四肢誘導に相当するのは、心電図モニターでは、双極誘導（Ⅰ、Ⅱ、Ⅲ）である。電極の貼り付け位置は、心電図検査では、右手首、左手首、右足首、左足首であるが、心電図モニターでは右胸部（赤）、左胸部（黄）、左腹部（緑）である（左図参照）。モニター電極を手首、足首に貼ろうとするとケーブルの距離が足らない。

（←拡大図は p.13）

➡ なぜ体幹部の誘導だけでいいの？　くわしく見ていこう！

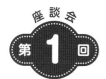

座談会
第**1**回

心電図モニター装着の基本
「リード・カンド・ユウドウ」

「心電図モニターの装着時のチェック」
「波形と誘導のカンケイ」

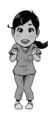

さぬちゃん 心電図モニターの装着で大切なことは何かわかるかな？

かすみ はい。電極をどこに貼るか、キチンと電極がくっついていて、モニターにキレイな心電図が表示されているか、ということです。

さぬちゃん そうだね。どこに貼るかということと、キチンと貼れていることが大切だね。そして、モニターにキレイな波形が表示されるかがポイントだね。

はじめ みずきさんは、心電図モニターを心電図検査と勘違いしたのか、電極を手首に貼り付けようとして、コードが傷みましたね。

さぬちゃん じゃあ、はじめ先生、コードが傷んでいるかどうかをチェックする手順はわかるかな？

はじめ えーっと、コード（リード）をじっくり観察する？？（図1）

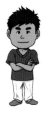

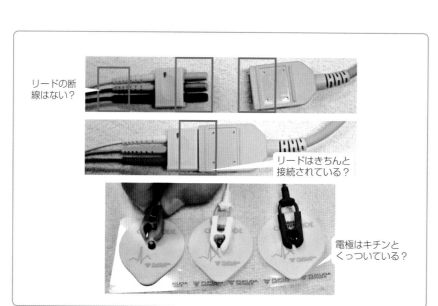

リードの断線はない？

リードはきちんと接続されている？

電極はキチンとくっついている？

図1 リードのチェックポイント

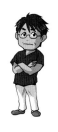

さぬちゃん　それだけ？　もし、外見上問題がなかったら？

はじめ　心電図電極にコードを取り付けて、心電図波形が表示されるかどうかを見ます。

さぬちゃん　そうだね。心電図波形の QRS がキレイに出ていれば通常は大丈夫だね。心電図の基線にノイズが入るときや、あまり波形がキレイに出ないときにはどうする？

すみれ　感度を上げてみまーす。画面のここでしょ（図2、3）！「×1」とか「×2」とかですね。数値が大きくなれば感度が上がります。

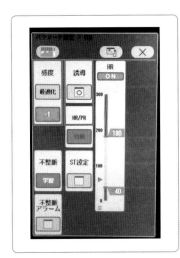

図2 感度と誘導の設定画面

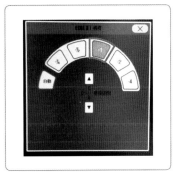

図3 感度（カンド）の設定画面

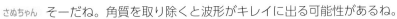

さぬちゃん　そうだね。じゃあ、よくお年寄りなんかで電極を貼っても QRS が大きくならずに心電図波形が出ないときはどうしたらいいかな？

かすみ　はーい。お年寄りの場合は、皮膚が乾燥していたりするので、酒精綿や皮膚前処理剤（スキンピュアなど）なんかで少し角質を取り除いてから電極を貼ります。

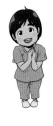

さぬちゃん　そーだね。角質を取り除くと波形がキレイに出る可能性があるね。

さくら　心電図モニターの四肢誘導は、3点誘導で胸部に貼るのですが、Ⅰ、Ⅱ、Ⅲ誘導の特徴をもう1度教えてください。

さぬちゃん　じゃあ、はじめ先生、説明して。

はじめ　えっへん。Ⅰ誘導は、心臓の中を右上から左下に向かって心臓の電気信号が流れるので、左肩（黄）から右肩（赤）を眺めています。電気信号から離れていってしまうので、波形が小さく少しわかりづらいです。Ⅱ誘導では、左下（緑）から右肩（赤）を眺めるイメージで、電気信号の方向とぴったり合っているので、波形のメリハリがわかりやすいです。Ⅲ誘導では、左下（緑）から左肩（黄）を眺めるイメージ

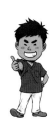

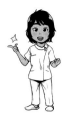

なので、方向は少し違うけど、電気信号（波形）が近づいてくる様子はわかりやすいです。四肢誘導と胸部誘導のすべてに電極を貼ったときの誘導の切り替えは図4のように画面に表示されます。Ⅰ、Ⅱ、Ⅲ誘導を切り替えるとどのような波形になるか、図5にまとめたよ。

はづき Ⅱ誘導がいちばんはっきりした波形になっているので、よく使われているのですね。

さくら Ⅱ誘導がダメなときは、Ⅲ誘導がいいですか？

はじめ 普通はそうですが、肥満患者さんでは、心臓が横に寝た形をしているので、Ⅰ誘導のほうがP波やQRS波が大きくて見やすいこともありますね。

さぬちゃん はじめ先生、成長したね。

はじめ （うなづく）

かすみ あのー、肩やお腹の手術で正しい位置に電極が貼れないことがありますよね。この前、はじめ先生が顔に電極を貼っていたのですが、どう考えたらよいのでしょうか。

さぬちゃん いいところに気づいたね。じゃあ、はじめ先生。どう考えたらいいのかを説明してあげて。

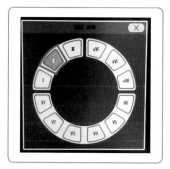

図4 誘導（ユウドウ）の切り替え画面

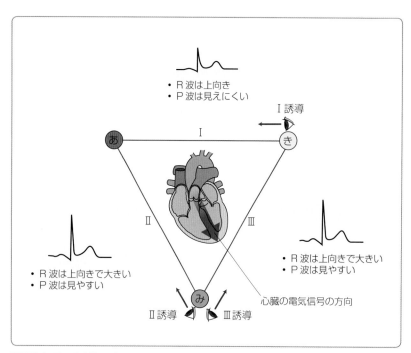

図5 心電図誘導と波形

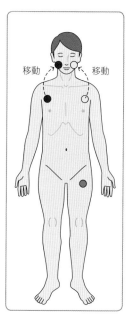

図6 左右の頬と左大腿に電極を貼り付けた例

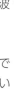

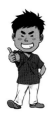

はじめ　はいっ。
　　　　赤色と黄色の電極が体幹部の肩付近に貼れないときは、左右の顔面（頬）に貼ることがあります。心臓の位置と電極の位置関係を壊さなければ、だいたい同様の波形が出ます。緑は心臓より下で左側であれば、心臓との位置関係を崩さないので本来の誘導と似た心電図波形が見られます（図6）。

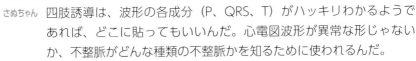

さぬちゃん　そうだね。心臓と電極の位置関係が大事だね。四肢誘導は、心電図波形のP波やQRS波がキレイに見られれば目的が達成できるね。

すみれ　目的って何ですか？

さぬちゃん　四肢誘導は、波形の各成分（P、QRS、T）がハッキリわかるようであれば、どこに貼ってもいいんだ。心電図波形が異常な形じゃないか、不整脈がどんな種類の不整脈かを知るために使われるんだ。

はづき　STの変化がどうとかよく言っていますが、それはどうなんですか？

さぬちゃん　ST変化というのは、心筋の虚血の指標としてよく使用される。しかし、心電図モニターの四肢誘導では、虚血の部位診断をするのは難しいんだ。部位診断は、胸部誘導（5点誘導のV5など）で行われる。四肢誘導のⅡ誘導では、よほど大きく変化すれば心臓の側壁の虚血はわかるかもしれないが、診断ができるものではない。

かすみ　だから、心臓の悪い人には3点誘導でなく5点誘導が多いのですね。

さぬちゃん　そうだね。

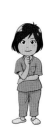

すみれ　ところで、心電図電極の色を貼り間違えるとどうなりますか。赤と緑を反対に貼るとか。

さぬちゃん　はじめ先生、どうぞ。

はじめ　はい。赤と緑を貼り間違えると、心電図波形が上下逆転します。赤（左下）から緑（右上）を見ることになり、本来の緑（左下）から赤（右上）を見るのとは逆方向を眺めていることになるため、心電図の電気信号は離れていく方向になります。ですから、上下が反転した心電図になります。

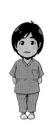

さくら　心電図のⅡ誘導で、上下が逆転しているということは、Ⅰ誘導には、Ⅲ誘導が表示されている？

はじめ　うーん。Ⅲ誘導の上下反転が表示されています。図を書いてみればわかりますね。

すみれ　四肢誘導（3点誘導のあ・き・み）では、心電図電極と心臓の位置関係を崩さないことが大切なんですね。

かすみ　よくわかりました。毎日、何気なくやってることも奥が深いんですね。

さぬちゃん　心電図モニターの装着のチェックポイントは、「**リード・カンド・ユウドウ**」の3点を覚えてね。

心電図モニターの正しい装着のしかた ～心電図電極は、どこに貼るの？～

心電図モニターの電極の貼り付け位置と意味

　心電図モニターでは、通常は3点誘導（I、II、III）が使用される。通常は、右上胸部（赤：心臓より上かつ右）、左上胸部（黄色：心臓より上かつ左）、左腹部（緑：心臓より下かつ左）に貼付する（図1）。そのため心電図検査のように、四肢誘導の右手首、左手首、右足首、左足首に貼り付けようとコードを引っ張ると、切れるか電極が外れるのが関の山である（図2）。

モニター電極の装着法

（1）アルコールで皮膚を拭いてから電極を装着する。
（2）3点誘導では「あ・き・み」、すなわち赤：右肩、黄：左肩、緑：左腹部（側胸部）。
（3）5点誘導では「あ・き・く・み・し」すな

わち、赤：右肩、黄色：左肩、黒：右腹部、緑：左腹部、白：V5の位置（左側胸部）。

（4）波形がきちんと出ないときには、①電極の密着は悪くないか、②電極とリード線の接点にゴミがないか（イソジン®が付いていることがある）、③リード線は本体にきちんとつながっているか、④誘導と感度を変えてみるとどうか、⑤電気メス使用中でないか（電気メスで波形は乱れる）、をチェックする。

心電図検査と心電図モニターの違い

　心電図検査（12誘導）は12方向から心臓を捉えることができるのに対し、モニター心電図は3点誘導法とよばれ、1方向からの心臓しか捉えることができない。3点誘導だが、モニターには1つの誘導（通常はII誘導）しか表示

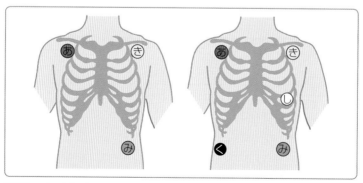

図1 3点誘導（左）、5点誘導（右）の標準的な電極貼り付け位置
赤：右鎖骨下窩、黄：左鎖骨下窩、緑：左前腋窩線上で最も下の肋骨付近
黒：右前腋窩線上で最も下の肋骨付近、白：左前腋窩線上の第5肋間

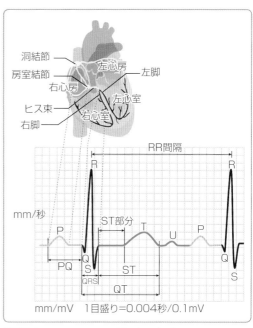

図3 心電図モニター表示（Ⅱ誘導）

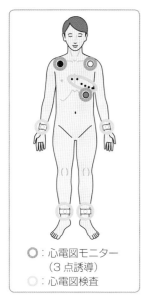

◎：心電図モニター
　　（3点誘導）
○：心電図検査

図2 心電図モニターと
心電図検査の電極
貼り付け位置

図4 心電図モニター波形の意味（文献1〜3より引用改変）

P波：心房筋の収縮、PQ部分：洞結節〜房室結節までの伝導時間、Q波・R波・S波：心室筋の収縮、ST部分：心室興奮の極期、T波：心室筋の弛緩（外側から順に再分極）

されない！（図3）

　心電図モニターは、心電図検査のような詳しい診断ではなく、すぐにピンとくることが大切である。図3の心電図モニターですぐわかることは、①心拍数と②不整脈（リズムの不整）である。ST変化がわかることもあるが、部位診断はできない。

心電図モニター波形の意味

　心電図は、心臓の電気信号の伝導を記録したPQRSTU部分からなる一定の形をもつ波形である。Pから始まる記号には意味がないが、波形を部分部分に分けて観察する際に役立つ（図4）。P波、QRS波、T波、U波と基線よりも凸になる部分を「○○波」とよぶ。心房の興奮を表すP波と、心室内の伝達を表すQRS波の間隔をPQ部分とよび、心房と心室の伝

達時間に相当する。ST部分は心筋虚血の指標として用いられる。

心電図モニターの3点誘導（I、II、III）の意味

それぞれの誘導はどこから見た波形か？（図5）

　I誘導では、黄から赤を眺める。心臓の側壁

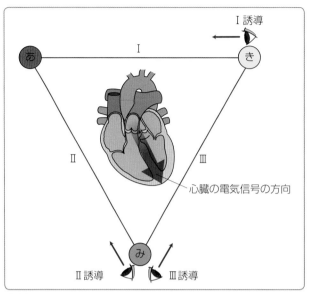

図5 「あ」「き」「み」の電極と心臓の関係

を見る誘導。肥満患者では、心臓が横向きになるためⅡ誘導よりもⅠ誘導がよいことがある。

Ⅱ誘導では、緑から赤を眺める。心尖部から見る誘導（通常はこの誘導）。

Ⅲ誘導では、緑から黄を眺める。心臓の側壁と下壁を見る誘導

Ⅱ誘導を使う理由

図5からもわかるように、Ⅰ誘導、Ⅲ誘導では、位置的には、目線が心臓の電気信号の流れに沿っていないので、波形としても捉えづら

い。Ⅱ誘導の目線の先にはちょうど心尖部があり、心室・心房が続くので、心房筋の収縮（P波）、心室筋の収縮（QRS波）、心室筋の弛緩（T波）がわかりやすい。

つまり、それぞれの基本波形が大きく記録できることから、Ⅱ誘導が最も一般的に使われる。波形がきちんと出ないときには誘導を変えてみるか、感度を変えてみるか、リード線の断裂を疑うことが重要である（リード、カンド、ユウドウのチェックが必要）。

〔引用・参考文献〕

1）讃岐美智義．"心電図モニター"．周術期管理ナビゲーション．野村実編．東京，医学書院，2014，147-8.
2）西田真由美．これでカンペキ心電図のとりかたとモニタリング．ハートナーシング．27（4），2014，25.
3）讃岐美智義．心電図．オペナーシング．30（12），2015，12.

ココだけは押さえる！ 第1話のおさらい

❶心電図モニターは12誘導心電図検査とは異なり、患者に電極を装着しリアルタイムに出現する波形や心拍、リズムの変化をアラームとして伝えるモニター機器である。

❷心電図モニターは非侵襲的な連続モニターで、途切れなく心臓の電気信号として生命徴候をモニタリングできる。

❸基本は、心拍数とリズム不整（不整脈）のモニタリングである。

❹モニター心電図の電極は、手首、足首ではなく胸部に貼付する。

❺通常は心電図モニターは3点誘導で、「あ・き・み」、すなわち赤→右肩、黄→左肩、緑→左腹部（側胸部）に貼付する。

❻心臓を挟んで電極を貼るが、心臓と電極との位置関係が大切である。

❼波形がキチンと出ないときには誘導を変えてみるか、感度を変えてみるか、リード線の断裂を疑うことが重要である（リード、カンド、ユウドウ）。

術中心電図の見かた
～心電図モニターと心電図検査はどう違うの？～

第2話

新人オペナースみずきと研修医はじめの
モニタートラブル ドキドキ事件簿

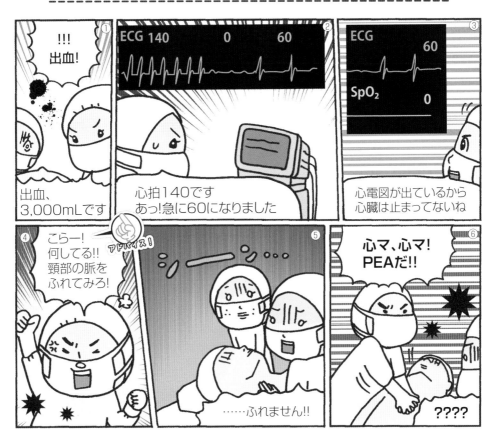

① !!! 出血!
出血、3,000mLです

② ECG 140　　0　　60
心拍140です
あっ!急に60になりました

③ ECG 60 SpO₂ 0
心電図が出ているから心臓は止まってないね

④ こらー!何してる!!頸部の脈をふれてみろ!
アドバイス!

⑤ ……ふれません!!

⑥ 心マ、心マ!PEAだ!!
????

── 何がダメだったの!? さぬちゃん先生のワンポイントアドバイス ──

心拍数とリズム（不整、徐脈、頻脈）は、画面を見るだけはなく「耳で聞く」ことができる。音を聞くことで不整脈の有無や心拍数（心拍速度）はわかる。リズムが変わったり、速度が変われば、パルスオキシメータ（SpO₂）の波形を確認する。心電図波形は、心臓の電気信号を伝えるもので、心臓の動きを保証していない。心電図波形が出ていても脈がふれるとは限らないので、SpO₂ の波形も同時に確認し、SpO₂ の脈波形が出ていなければ頸動脈をふれて脈を確認する必要がある。心拍数と脈拍数は違う!

➡ PEA とは何のこと？　術中心電図の見方について、くわしく見ていこう!

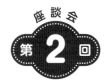

座談会
第**2**回

術中の心電図モニターは、何のためにある？

「心電図モニターを術中にどのように活用するか」
「危険な心電図波形やその対応について」

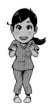

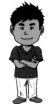

さぬちゃん 術中の心電図モニターの活用法で、病棟の心電図モニターと大きく違うのはどこかわかるかな？

かすみ はーい。音を聞いて判断するところが違いまーす。

さぬちゃん そうだね。病棟では、心電図モニターの同期音が消してあってアラーム音に頼っているね。術中では、心電図モニター画面を見なくても、同期音を頼りにだいたいの心拍数とか、心電図の不整があるかどうかを判断しているね。

はじめ 音（リズムや速度）が変化したと思ったら、心電図波形を確認するように、皆がモニターのほうに振り向きますね。

さぬちゃん じゃあ、はじめ先生、術中の心電図モニターは単独で心臓のポンプ機能を推測できるかな？

はじめ だめです、できません。巻頭マンガでの失敗は、このことを研修医が知らなかったことが原因で起こりました。

さぬちゃん そうだね。じゃあ、心電図モニターで脈のふれ具合はみれないとすれば、脈がふれるかどうかは何を指標にすればいいかわかるかな、かすみさん。

かすみ 橈骨動脈をふれるか、パルスオキシメータで末梢動脈の拍動を確認すればいいですか？

さぬちゃん そうだね。じゃあ、脈をふれるんじゃなくて、モニターを見ずに確認する方法はない？ すみれさん。

すみれ だんだん難しくなりますね。えーと。

はじめ ほれほれ。いつも、みんなが手術室でやってるやつですよ。

すみれ そーか。

さぬちゃん じゃあ、どうすればいい？

すみれ パルスオキシメータの音で確認するのですね。

さぬちゃん そう、正解！ 詳しく説明して。

すみれ パルスオキシメータの音が高い音色だったら、脈がふれていて SpO_2 が表示されているということを意味しています。とんでもなく低い音

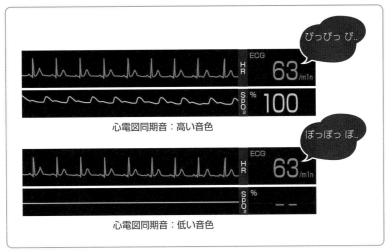

ぴっぴっ ぴ…

ECG
HR 63 /min

SpO₂ 100 %

心電図同期音：高い音色

ぽっぽっ ぽ…

ECG
HR 63 /min

SpO₂ ％ — —

心電図同期音：低い音色

図1 心電図とパルスオキシメータの音色

色だと、パルスオキシメータが外れているか脈がふれないことを示すので、音色が聞き慣れないほど低い音色の場合は、SpO₂ 波形を確認するためにモニターを見る必要があります（図1）。

さぬちゃん　そうだね。脈がふれるかどうかは、音でわかる！ パルスオキシメータと心電図が同時にモニタリングできる場合は、パルスオキシメータの音色を利用すればいいね。
　　　　　　はづきさん。じゃあ、どうして PEA（pulseless electrical activity：無脈性電気活動）だと心電図が一見正常な形をしてるのに脈拍がふれないのかな？

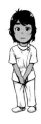

はづき　はい。もともと、心臓自体が悪くて心臓が止まったのではなく、心臓の収縮を妨げる病態（心臓以外が原因）で心臓が止まったからです。

かすみ　すごい。

さくら　（羨望のまなざし）

すみれ　（驚きの顔つき）

はじめ　さすが、ICU 看護師ですね。

はづき　いえいえ！ 昨日、さぬちゃん先生が、ICU で PEA についてレクチャーしてくれたんです。

全員　ほっ。

さぬちゃん　そうですね。PEA は、心臓が原因ではないことが多いので、実際には心臓がまったく動いていないのではなく、心臓からの有効な血液の拍出がなくなった状態だと思えば理解できる。だから、心電図では診断できないんだ。心電図波形が出ない状態が心停止ではなく、頸部で脈をふれなければ心停止なんだ！ 頸部で脈がふれなければ胸骨圧迫（心肺蘇生）を開始しなければならない！

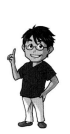

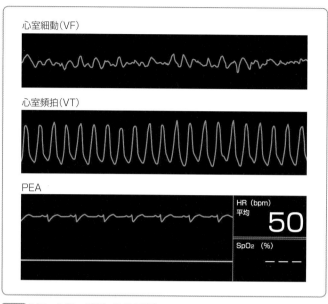
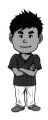

図2 VT、VF、PEA の心電図

はじめ 心筋の収縮があっても、頸動脈など主要な中心動脈で脈拍が触知できない場合は心停止だと考えています。PEA には、VF（心室細動）、VT（心室頻拍）は含まれません（図2）。

さぬちゃん そうですね。付け加えると、PEA の心電図波形は、決まった形のものではなく、一見正常に見えるというだけのものです。VT、VF のような異常な形の心電図ではなく、"心電図波形が正常で脈がふれにくい病態"と考えておいてください。波形には、これで PEA が診断できるといった特徴はありません。では、どのような原因で PEA になるのかな？ すみれさん。

すみれ 急速な出血による循環血液量減少、低酸素血症、心タンポナーデなどです。

さぬちゃん はじめ先生、PEA の原因の覚え方はどうかな。

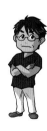

はじめ 「5Hs/5Ts」や「A～J」のものがあります（表1）。5Hs は、Hydrogen ions（acidosis）（アシドーシス）、Hypovolemia（大量出血）、Hypo/Hyper kalemia（高/低カリウム血症）、Hypo/Hyper thermia（高/低体温）、Hypoxia（低酸素血症）です。5Ts は、Tamponade（心タンポナーデ）、Tension pneumothorax（緊張性気胸）、Thromboembolism（PE）（肺塞栓症）、Thrombosis（MI）（急性心筋梗塞）、Toxins/Tablets（drug overdose）（薬物中毒）です。また、A から J に当てはめて覚える方法（Acidosis：アシドーシス、Bleeding：大量出血、Cardiac tamponade：心タンポナー

表1 PEA の原因の覚え方

5Hs/5Ts	ABCDEFGHIJ
5Hs ・Hydrogen ions（acidosis）（アシドーシス） ・Hypovolemia（大量出血） ・Hypo/Hyper kalemia（高 / 低カリウム血症） ・Hypo/Hyper thermia（高 / 低体温） ・Hypoxia（低酸素血症） **5Ts** ・Tamponade（心タンポナーデ） ・Tension pneumothorax（緊張性気胸） ・Thromboembolism（PE）（肺塞栓症） ・Thrombosis（MI）（急性心筋梗塞） ・Toxins/Tablets（drug overdose）（薬物中毒）	・**A**cidosis：アシドーシス ・**B**leeding：大量出血 ・**C**ardiac tamponade：心タンポナーデ ・**D**rug：薬物中毒 ・**E**mbolism：肺塞栓症 ・**F**reezing：低体温 ・**G**as：低酸素血症 ・**H**yper/Hypo K：高カリウム、低カリウム血症 ・**I**nfarction：急性心筋梗塞 ・**J**am：緊張性気胸

デ、Drug：薬物中毒、Embolism：肺塞栓症、Freezing：低体温、Gas：低酸素血症、Hyper/Hypo K：高カリウム、低カリウム血症、Infarction：急性心筋梗塞、Jam：緊張性気胸）もあります。

さくら　はじめ先生、すごーい。

はじめ　へへ。

さぬちゃん　さくらさん。PEA のときは、心肺蘇生をしながら何をしなければいけないかな？

さくら　はい。心肺蘇生と同時に、PEA になった原因をつきとめて、**その原因をできるだけ早く解除すること**が大切です。

さぬちゃん　そうだね。その原因が解除されなければ、心臓から全身に血液がめぐらない状況が改善されないからね。**心肺蘇生を続けるだけではダメです**ね。

さくら　ところで、心電図波形で危険な不整脈というのをもう一度説明してもらえませんか。

さぬちゃん　じゃあ、はじめ先生。

はじめ　危険な不整脈というのは、心電図波形が異常になったことで、心停止や極端な低心拍出状態となって、全身に血液がめぐらない状態です。

さくら　どんな形かというのと、どういったときにその心電図になりやすいのかを知りたいです。

はじめ　心電図で危険なのは、①心室細動（VF）、心室頻拍（VT）、②洞停止、高度房室ブロック（Mobitz Ⅱ型、Ⅲ度）と、心静止です（**図 3**）。

はづき　①心室細動、心室頻拍と、②洞停止、高度房室ブロックは、何が違うのですか？

さぬちゃん　そうだね。はづきさん、よい質問ですね。はじめ先生、続けて。

はじめ　①は、心肺蘇生時に除細動を使いますが、②では除細動ではなく、ペ

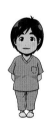

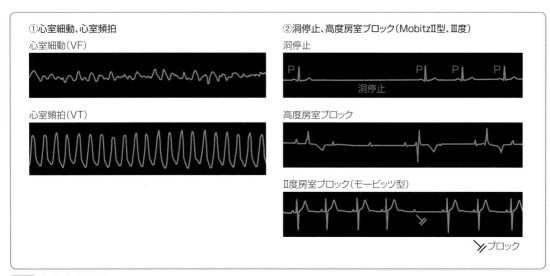

図3　危険な心電図

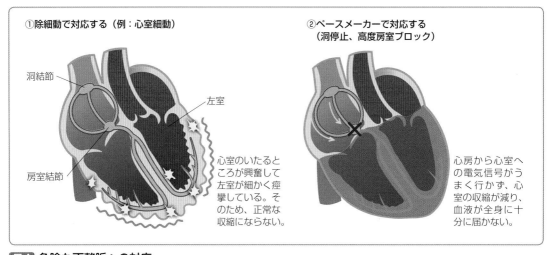

図4　危険な不整脈への対応

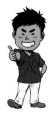

ースメーカーの準備が必要です。①では心臓が速く異常な拍動になって、心収縮が不安定になって心筋が痙攣したような状態になっています。②は、心臓からは1回の拍出量はそこまで落ちてはいないのですが、実際に心室がきちんと収縮できる回数が、異常に少なくなって、結局、血液が全身に十分に行き届かない状態になるので危険だと思います（**図4**）。

さくら なるほど。心電図を見るときには、必ず脈がよくふれるかどうかを合わせて見る必要があることが、よくわかりました。

すみれ 波形の異常ばかりに気を取られていてはいけないんだ。何が大事か、どう対応するかを合わせて知らないと、心電図は活用できませんね。

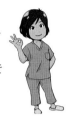

かすみ よくわかりました。毎日、心電図を見るときには、SpO_2 の波形もきちんと出ているかどうかが大事なんですね。

| 引用・参考文献 |

1) NTT東日本関東病院手術部. 改訂2版 ORNursing Note. 小西敏郎監. 大阪, メディカ出版, 2007, 77-9.

第2話

術中心電図の見かた ～心電図モニターと心電図検査はどう違うの？～

心電図モニターの役割と脈拍の確認

心電図モニターは12誘導心電図検査とは異なり、患者に電極を装着しリアルタイムに出現する波形や脈拍、リズムの変化をアラームとして伝えるモニター機器である。基本的には3点で四肢誘導（Ⅰ、Ⅱ、Ⅲ、aVR、aVL、aVF）をモニタリングする。通常はⅡ誘導が用いられる。その理由としてⅡ誘導ではP波が大きく見やすいために、不整脈を発見しやすい利点があるからである。虚血性変化を見たいときには5点誘導とし、虚血時に変化が現れやすい左側胸部誘導V5をⅡ誘導に追加してモニタリングする。

心拍数とリズム（不整、徐脈、頻脈）は、画面を見るのではなく「耳で聞く」ことができる。音で不整脈の有無はわかる。また電解質異常（カリウム異常、カルシウム異常など）を疑う補助にもなる。致死的な不整脈（重症心室性不整脈、重度房室ブロックなど）に注目するだけでなく、術中ではリズムが変わったり心拍数が変化すれば、パルスオキシメータ（SpO2）の波形を確認する。

心電図は、あくまで心臓の電気信号を伝えるものであり、心臓の動きを保証しているわけで

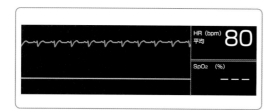

図1 PEA のモニター表示

はない。心電図が出ていても脈がふれるとは限らないので、SpO2 の波形も同時に確認し、脈波形が出ていなければ末梢動脈で脈がふれないだけでなく中心動脈（内頸動脈や大腿動脈）でも脈がふれないのを確認する必要がある。

PEA とは？

PEA とは、pulseless electrical activity（無脈性電気活動）の略で、**心電図にはQRS波形が出ているが、中心動脈で脈をふれない状態を**いう。必ずしも、心電図波形は不整な形でなく、リズムも不整ではない（正常の心電図と変わらない）ため見逃しやすく、心拍数が変化したら末梢動脈でのSpO2波形を確認する。SpO2波形が確認できなければ、内頸動脈や大腿動脈などの中心動脈で脈がふれるかを確認する（図1）。

PEA では、大出血などの急激な循環血液量減少、低酸素血症、心タンポナーデなどの心室の収縮を妨げる病態によるため、すぐに心肺蘇生を開始し、原因疾患の検索と治療を行う。

心電図波形の正常と異常

心電図波形は心臓の電気信号を記録して表示する。正常波形（**図2-A**）は前回解説した（p.13 図3）。

術中の心電図モニターのチェックポイントは、心音と波形のチェックである。①心電図音が規則的に聞こえるか（心拍数は音で聞くことができる）、心拍は速すぎないか、遅すぎないか、②P波があるか（QRS幅は？ PとQRS

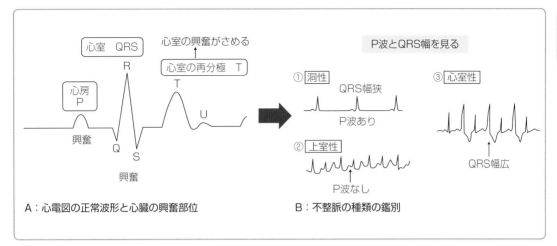

図2 不整脈の種類の鑑別

の関係は？）、③ST変化*（上昇または低下）はどうか、④QT間隔は延長（不整脈を誘発しやすくなる）していないか、を確認することが必要である。

＊一般的に軽度の虚血はST低下として現れるが、冠動脈攣縮によるものや貫壁性の虚血はST上昇として現れる。ST低下では、水平型および下降型が虚血を表すとされている。

洞性、接合部性リズム

QRS幅が狭い（通常）洞性、接合部性リズム（心臓の電気信号が心房あるいは接合部から始まる）では、心拍数が速すぎたり（＞140）、遅すぎたり（＜40）、不規則になることで、心臓から拍出される血液量（心拍出量）が減少して、循環が虚脱（心臓のポンプ機能低下）する（図2-B①、図3-A）。特に、完全房室ブロックでは、心房と心室が連動しなくなり、極端な徐脈となるためペースメーカーの用意が必要である（図3-A③）。

心室性リズム

QRS幅が広いものは、心室性リズム（心臓

の電気信号が心室から始まる）と考えてよい（図2-B③、図3-B）。これは不整脈が連続することで容易に重篤化する。特に、危険な不整脈といわれるRonT（心電図のT波の上に不整脈で次のR波が重なる）、ショートラン（心室性不整脈の連続）、多源性心室性期外収縮（それぞれの心室波形の型が異なる）は、すぐにVT（心室頻拍）、VF（心室細動）に移行することが知られており、できるだけ早く除細動や心肺蘇生ができる態勢を整え、原因を治療することが必要である。

心電図異常で医療介入すべき病態は、徐脈、頻脈、不整脈（心電図異常）から心臓のポンプ機能異常を引き起こすため、血圧低下、（意識がある患者では）意識消失から心停止にいたる。

ココを確認！

心電図モニターは心臓のポンプ機能は反映しない。また血圧もわからない。心臓のポンプ機

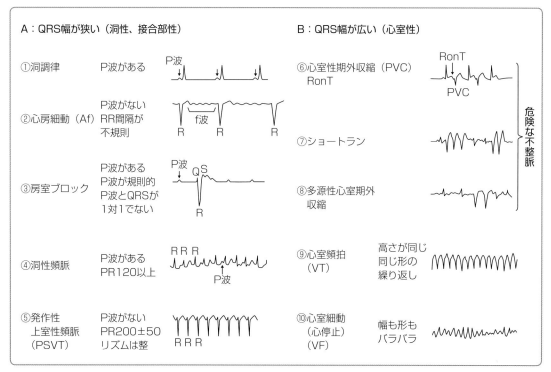

図3 不整脈の見分け方

讃岐美智義. "周術期循環動態管理（モニターの見方）". 周術期管理ナビゲーション. 野村実編. 東京, 医学書院, 2014, 148. より改変

能が悪く、心臓からの血液の拍出がなくても心電図は正常（PEA）のことがあり、心電図が正常であっても循環が正常であるとはいえない。

引用・参考文献

1) 讃岐美智義. "同術期循環動態管理（モニターの見方）". 周術期管理ナビゲーション. 野村実編. 東京, 医学書院, 2014, 148.

ココだけは押さえる！ 第2話のおさらい

❶心電図モニターは心拍数を表示するが、実際の脈拍数は心拍数と異なる。

❷心電図異常を鑑別するには、P波の有無とQRS幅に注目する。

❸極端な徐脈、頻脈、頻発する心室性期外収縮（PVC）、VT、VFは心電図異常からポンプ機能異常となるため医療介入が必要である。

❹SpO₂で脈波形が表示されない場合は、頸動脈などの中心動脈を直接ふれて脈拍の確認を行い、脈がふれなければ、すぐに心肺蘇生を開始する。

❺心電図モニターでは心臓のポンプ機能は反映しない。心電図が正常であっても循環が正常であるとはいえない。

❻PEAは心肺蘇生の適応である。

マンシェット（カフ）の正しい巻き方
〜位置や巻き方は血圧の測定値に影響する〜

新人オペナースみずきと研修医はじめの
モニタートラブル ドキドキ事件簿

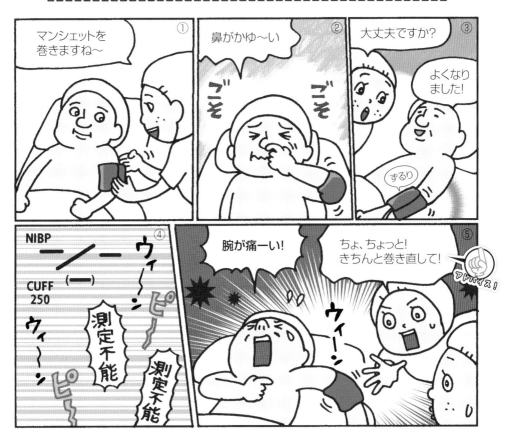

── 何がダメだったの!? さぬちゃん先生のワンポイントアドバイス ──

上腕にマンシェットを巻く場合、どこに巻いてもよいわけではなく、上腕動脈を検知できる部位に巻かなければ血圧はうまく測れない。肘からどのくらいの高さに巻くのか、どのくらいの強さで巻くのかも注意が必要である。自動血圧計は血圧が測定できない場合、測定できるまで加圧〜減圧を繰り返して、駆血圧をさらに上昇させ血圧を測定しようとするが、正しい位置に巻いていなければ上腕動脈の血圧は測定できず、上腕をどんどん高い圧力で締め続けるため患者はひどい痛みに苦しむ。上腕に巻くマンシェットの正しい位置や巻き方を再確認しておこう。位置や巻き方は血圧の測定値に影響する。

➡ マンシェットを正しく巻くコツについて、くわしく見ていこう！

麻酔科医の実は...
Dr. さぬきが
こっそり聞き出す**ホンネ**

座談会 第**3**回

カフを装着する前に「マキ・ハバ・タカサ」を唱える!?

「カフ装着時に気をつけること」
「測定前のチェックポイント」

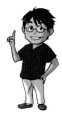

さぬちゃん 今回は、カフの血圧測定で事件が起きましたね。

はじめ カフがずり落ちて……ヒジまで下がると血圧は測れませんね。

かすみ 血圧計のカフがずれることはよくあるので、いつも私は注意しています。

はづき ICU でも、ベッドサイドのリハビリのときなんかに、動くとずれてよく問題になります。

すみれ 手術室では、硬膜外麻酔や脊髄くも膜下麻酔のために側臥位になった後とか、ベッドを移動した後とかにカフがずり落ちていて、自動的に血圧測定が始まるとカフがパンパンになっています。特に、カフが斜めに巻かれていると、カフに圧がかかるだけでも、患者さんが痛がりますね。

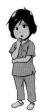

さぬちゃん 巻く位置と巻き方は大事だね。これは、看護師のほうが詳しいかな？

はじめ そうですね。巻き方は特に詳しいですね。

さぬちゃん じゃあ、かすみさん。巻き方の基本を説明してください。

かすみ はーい。腕に巻く場合、ヒジの内側から上方 2 〜 3cm にカフの下端がくるようにして、上腕の内側にある動脈をふれます。そこに、動脈の線（Artery というマーカーがある）を合わせて、指が 2 本ぐらい入る強さで巻きます。

はじめ さすが。カフのサイズはどうやって選ぶんでしたっけ？

さぬちゃん じゃあ、さくらさん。

さくら 腕の直径の 1.2 〜 1.5 倍がいいです。

はじめ さすがですね。

さぬちゃん 先週、ICU で体重約 30kg のおばあさんに太いカフ幅のマンシェットで血圧を測定して、血圧計が壊れてるんじゃないかとなった事件がありましたね。はづきさん。

はづき はい。

さぬちゃん ちょっと皆さんに説明してください。

はづき 80 歳くらいの体重約 30kg の小さな女性でした。いつもの成人用サ

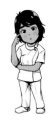

イズのカフで血圧を測ると、何度カフを巻き直しても収縮期圧が60mmHg ぐらいで、A ラインより 40mmHg ぐらい低いんですよ。それで、血圧計が壊れているということになり、ICU はモニターが部屋に固定されているためモニターを変えられないので部屋を変えたんです。でも、ちがう部屋のモニターで何度測っても、血圧が60mmHg 台なんです。

すみれ カフ幅が太すぎることに気づかなかったんですね。

はづき そうなんです。成人用のカフ幅のものを使っていたので、誰もカフ幅については疑わなかったんです。でも、その女性の腕は非常に細く、小学生ぐらいに使う幅のカフでよかったんです。

はじめ それで、そのときキャッチフレーズを作ったんです。巻き方とカフ幅とカフの高さを、測定前には必ずチェックするって。

かすみ えーと。なんでしたっけ、はじめ先生が言っていたアレ。

すみれ 「マキ・ハバ・タカサ！」ですね。

さくら 巻きと幅はわかりましたけど、高さって何ですか？

はじめ ICU では、患者さんが側臥位で人工呼吸していることがあって、そのときにはカフの位置が心臓より上か下かによって血圧が変わります（図 1）。 心臓の位置より高いか低いかに注意するっていうことです。手術室でも側臥位の手術はありますよね。もっというと、パークベンチとか、もっと激しい体位もありますよね。

さぬちゃん それで、カフの血圧を測る前の注意点をまとめると？

かすみ **マキ・ハバ・タカサ**（図 2）！。つまり、巻き方、カフの幅、カフの高さ（位置）に注意するんですよね。

すみれ 順番にチェックするなら、ハバ → マキ → タカサですが、どうしてマキ・ハバ・タカサなんでしょうか？？？

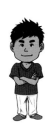

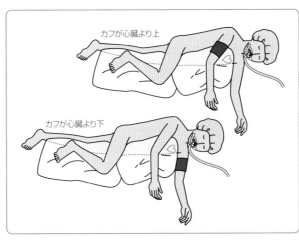

図1 人工呼吸中の側臥位患者のカフ位置

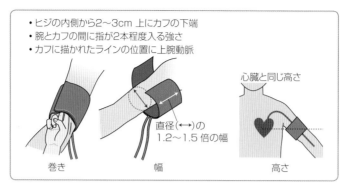

- ヒジの内側から2～3cm 上にカフの下端
- 腕とカフの間に指が2本程度入る強さ
- カフに描かれたラインの位置に上腕動脈

心臓と同じ高さ

巻き　　　　　幅　　　　　　高さ

直径(↔)の
1.2～1.5 倍の幅

図2 マキ・ハバ・タカサ！

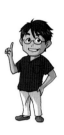

さぬちゃん　はじめ先生、説明して。

はじめ　えっへん。チェックするなら順番にするのではなく、カフ装着時に**同時に3つをチェックする**から、言いやすいほうを選んだんです。そうですよね。

さぬちゃん　はじめ先生、ご名答。「ハバ・マキ・タカサ」より「マキ・ハバ・タカサ」のほうが言いやすいでしょ。

すみれ　なるほど。

かすみ　そうですね。

さくら　たしかに。

はづき　あの事件以来、ICU では「マキ・ハバ・タカサ」の☑（チェック）が義務づけられました。「マキ・ハバ・タカサ」は言いやすくてとてもよいです。忘れないし。

はじめ　カフを巻くときの呪文「マキ・ハバ・タカサ」です。さあ、皆さん、ご一緒に！

すみれ　「マキ・ハバ・タカサ」

かすみ　「マキ・ハバ・タカサ」

さくら　「マキ・ハバ・タカサ」

はづき　「マキ・ハバ・タカサ」

さぬちゃん　クセになるまで「マキ・ハバ・タカサ」ですよ。

さくら　心電図では、「リード・カンド・ユウドウ」でしたが、血圧計では「マキ・ハバ・タカサ」が大切ですね。カフ測定前のチェックがクセになりそうです。

すみれ　手術室看護師にも流行らせます。

かすみ　カフを巻く前には、いつも唱えます。

はづき　ICU では、もう定着しています。

はじめ　「マキ・ハバ・タカサ」、よい呪文です。

さぬちゃん　ところで、血圧の測定値が正しいかどうかはどうやって判定する？

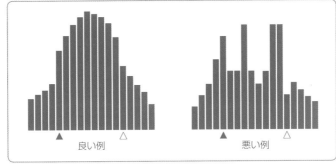

図3 オシレーショングラフの良い例と悪い例

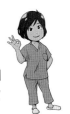

かすみ 血圧がおかしければ、もう一回、測り直します。

はづき 私も、そうすると思います。

さぬちゃん ほかには？

すみれ 血圧計の隣に出ている三角のような図を見ます（**図3**）。

はじめ オシレーショングラフですね。キレイな山型になっていればうまく測れている可能性が高いのですが、乱れていると誤った測定値になっているかもしれません。

さぬちゃん そうだね。自動血圧計は、振動を感知して血圧を測定するから、ホースを踏んだり、患者さんが震えたりして、異常な振動があるとキチンと測定してくれないですね。

かすみ カフの血圧測定も奥が深いですね…

マンシェット（カフ）の巻き方と上腕測定部位

　聴診法で測定する場合、カフは上腕のどこに巻くのが正しいのだろうか？　肘窩から上の上腕ということはわかっているが、正確にどこに巻いたらよいかを説明できるだろうか。

　答えは、肘窩より2～3cm上方にカフの下端がくる位置で、**上腕内側（小指側〔尺側〕）の上腕動脈の位置にカフに描かれたライン（またはカフホース）が位置するように、カフと腕の間に指が2本入る強さに巻く。カフの位置は心臓の高さになるように腕を置く。**

　上腕動脈は、上腕の内側（小指側〔尺側〕）にあるので、そこにカフが膨らむ部分が当たることが大切である。自動血圧計は加圧した後、減圧する。その過程で、脈拍音が聞こえはじめるところが収縮期、聞こえなくなるところが拡張期である。また、手首の橈骨動脈（親指側）に触れていれば、カフ圧を加圧して減圧する場合、脈が触れはじめるところが収縮期血圧である（図1）。

　測定ができない場合には、測定できるまで何度も加圧する。そのため正しく動脈の圧が感知できない場合に、カフが高い圧で何度も加圧を繰り返すため腕が痛くなる。

カフ測定の誤差

　カフを用いる血圧測定で、血圧がうまく測れない場合や測定が正しくできない場合を考えてみる。注意すべきポイントは3つある。それは、巻き・幅・高さ（マキ・ハバ・タカサ）で

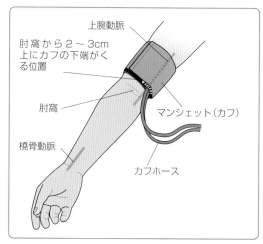

図1　カフの巻き方

肘窩より2～3cm上にカフの下端がくるようにカフと上腕の間に指が2本程度入る強さで巻く。測定時は、カフの位置が心臓の高さになるように腕を置く。

ある。巻きについては、前に述べたように巻く位置（正しく動脈に当たるように）と、巻く強さに注意しなければならない（表1）。

1　カフの巻き具合

　カフをきつく巻くと、最高血圧は変化しないが、最低血圧が低く判定されてしまう。本来の最低血圧まで圧を下げても、きつく巻かれていることでしっかりと拍動が伝わってくる状態になるためと考えられる。

2　カフの幅

　カフ幅は、腕の太さ（上腕の真ん中あたりの直径）の1.2～1.5倍程度が適切であるとされている（表2）。カフが腕に対して広すぎる（大きすぎる）とカフ圧が抜けるのに時間がかかり、最高血圧、最低血圧ともに低く判定されてしまう。逆に狭すぎる（小さすぎる）と、速く圧が抜けてしまうために高く判定されてしまう（表1）。

表1 カフによる血圧測定誤差の要因と測定値の関係 （文献1一部参照）

	誤差要因	最高血圧	最低血圧	対策
巻き方	きつい	–	↓	指が1〜2本入る程度
	ゆるい	↑	↑	
カフ幅	狭い	↑	↑	腕の直径(↔)の1.2〜1.5倍幅のカフ
	広い	↓	↓	
カフ位置	心臓より上	↓	↓	心臓と同じ高さ
	心臓より下	↑	↑	

3 カフと心臓の高さの関係

　仰臥位で測定するときは、身体の横（心臓の高さと同じ）にカフがあるため、あまり腕の高さは意識することはないが、側臥位や坐位の場合には腕の高さと心臓の高さの位置関係を考える必要がある（図2）。カフの位置が心臓より高いと血圧（最高および最低）は低く測定され、心臓より低いと血圧は高く測定される（表1）。

表2	カフの幅（上腕用） （文献2より改変）	
成人		14cm
小児	0～3カ月	3cm
	3カ月～3歳	5cm
	3～8歳	7cm
	8～12歳	8cm
	12歳以上	12cm

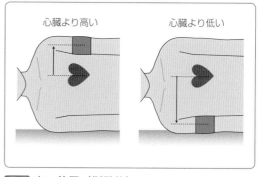

図2 カフ位置（側臥位）

加納隆ほか. "非観血式血圧計". ナースのためのME機器マニュアル. 小野哲章ほか監. 東京, 医学書院, 2011, 31, (JJNスペシャルより作成).

自動血圧計の測定原理

　自動血圧計の血圧測定原理は、①オシロメトリック法と②リバロッチ・コロトコフ法の2つが代表的である。

1　オシロメトリック法（図3、4）

　血圧を測定する際、上腕にカフを巻き、そこに空気を送り込んで血管を圧迫して血液の流れを止める。徐々に圧迫をゆるめると、血液の圧力が血管を圧迫しているカフの圧力を上回る。ここで血液が心臓の拍動に合わせて断続的に流れはじめる。

　オシロメトリック法は、カフを加圧した後、減圧していく段階で、心臓の拍動に同調した血管壁の振動（圧脈波）により血圧値を決定する。一般的には、圧脈波が急に大きくなったときのカフ圧を「最高血圧」、急に小さくなったときのカフ圧を「最低血圧」として計測する。現在の主流はオシロメトリック法である。

2　リバロッチ・コロトコフ法（図5）

　カフを減圧し、血液が心臓の拍動に合わせて断続的に流れはじめたときに血管から発生する音を「コロトコフ音」とよぶ。聴診法は、この

コロトコフ音を聴診器で聞くが、カフに内蔵されたマイクロホンで確認するのがリバロッチ・コロトコフ法である。コロトコフ音が聞こえはじめるときのカフ圧を「最高血圧」、聞こえなくなったときのカフ圧を「最低血圧」とする。

　自動血圧計の一般的な欠点として、振動や体動に弱いことがあげられるが、現在は振動に弱いという弱点を克服した製品も発売されている。

血圧が測定できない場合のチェックポイント

　血圧が測定できないときには、次の3つを確認する。

1　患者状態

　上腕に巻いている場合には、橈骨動脈がふれるかどうかを確認する。ショックなどで患者状態が悪く血圧が異常に低い場合には、測定できないことが多い。患者が、シバリングなどで震えている場合や体動が強い場合にも、正しい値が表示されないか測定できない。自動血圧計の

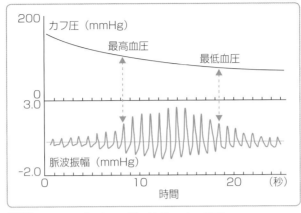

図3 オシロメトリック法（文献4より引用）

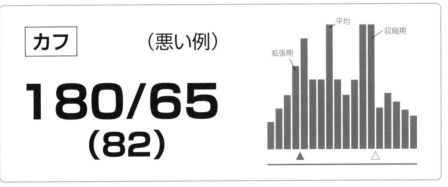

図4 オシロメトリック法のパターン

左：右上に描かれているのがオシロメトリックのパターン

右：山なりの正しい形になっていなければ、途中で体動や振動があったことを示す

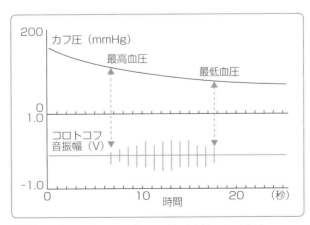

図5 リバロッチ・コロトコフ法（文献4より引用）

第3話

マンシェット（カフ）の正しい巻き方〜位置や巻き方は血圧の測定値に影響する〜

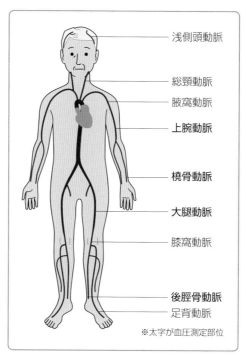

図6 脈の触知部位と血圧測定部位

浅側頭動脈
総頸動脈
腋窩動脈
上腕動脈
橈骨動脈
大腿動脈
膝窩動脈
後脛骨動脈
足背動脈

※太字が血圧測定部位

原理から体動や振動に弱いことを考えると理解できる。

2 巻き・幅・高さ

前に述べたように巻き方や幅（巻く位置と強さ）、心臓とカフの高さの関係に注意しなければならない。

3 カフホースの空気漏れや折れ曲がり

カフホースの空気漏れや折れ曲がりがあるとカフに圧が伝わらないため、測定できない。

いずれの場合も、何度も加圧を繰り返すだけで測定ができない。

血圧測定部位

全身の脈拍がふれる部位には、浅側頭動脈、総頸動脈、腋窩動脈、上腕動脈、橈骨動脈、大腿動脈、膝窩動脈、後脛骨動脈、足背動脈があるが、このうちカフを巻いて血圧測定ができるのは、上腕（上腕動脈）、手首（橈骨動脈）、大腿（大腿動脈）、内くるぶし（後脛骨動脈）の4カ所である（図6）。通常は、上腕動脈が使用されるが、手術部位の関係でどうしても上腕で測定ができないときには、内くるぶしがオススメである。カフの太さは、上腕と同じものでよいことが多い。大腿動脈は、太いカフが必要であるため、使われる頻度は低い。

引用・参考文献

1) 森本康裕. "非観血圧測定（自動血圧計）". 決定版！オペナースのための手術室モニタリング. 讃岐美智義編著. オペナーシング秋季増刊. 大阪, メディカ出版, 2016, 66-7.
2) 讃岐美智義. "麻酔前の準備". 麻酔科研修チェックノート：書き込み式で研修到達目標が確実に身につく！. 改訂第5版. 東京, 羊土社, 2015, 76.
3) 加納隆ほか. "非観血式血圧計". ナースのためのME機器マニュアル. 小野哲章ほか監. 東京, 医学書院, 2011, 31, （JJNスペシャル）.
4) 一般社団法人日本計量機器工業連合会. "はかって、のばそう、健康寿命". http://www.keikoren.or.jp/material/publication/health/health20150612.pdf （2020年3月27日閲覧）
5) 森本康裕. "非観血圧測定（自動血圧計）". 前掲書1）, 17-8.

ココだけは押さえる！ 第3話のおさらい

❶上腕でのカフによる血圧測定では、肘窩より2～3cm上方にカフの下端がくる位置で、上腕内側（小指側）の上腕動脈の位置にカフに描かれたライン（またはカフホース）が位置するように、カフと腕の間に指が2本入る程度の強さに巻く。カフの位置が心臓と同じ高さになるように腕に巻く。

❷カフのチェックポイントは、マキ・ハバ・タカサである。巻きは、正しい位置に巻かれていることと巻きの強さを確認する。

❸カフの幅は上腕直径の1.2～1.5倍、巻きはカフの間に1～2本指が入る程度。心臓の高さにカフを置く。

❹自動血圧計の測定原理には、オシロメトリック法とリバロッチ・コロトコフ法があり、いずれも振動に弱い。

❺カフで血圧が測定できる部位は、上腕（上腕動脈）、手首（橈骨動脈）、大腿（大腿動脈）、内くるぶし（後脛骨動脈）の4カ所である。上腕と内くるぶしがよく使われる。

血圧は何分ごとに測定するの？
～自動だからといって、油断は禁物！～

新人オペナースみずきと研修医はじめの
モニタートラブル ドキドキ事件簿

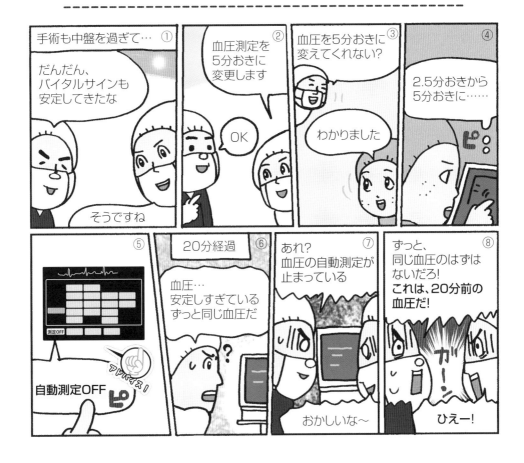

① 手術も中盤を過ぎて…
だんだん、バイタルサインも安定してきたな
そうですね

② 血圧測定を5分おきに変更します
OK

③ 血圧を5分おきに変えてくれない？
わかりました

④ 2.5分おきから5分おきに……

⑤ 自動測定OFF
アドバイス！
測定OFF

⑥ 20分経過
血圧…安定しすぎているずっと同じ血圧だ

⑦ あれ？血圧の自動測定が止まっている
おかしいな～

⑧ ずっと、同じ血圧のはずはないだろ！
これは、20分前の血圧だ！
ガーン！
ひえー！

---- 何がダメだったの!? さぬちゃん先生のワンポイントアドバイス ----

自動測定を OFF にすると、いつまで待っていても血圧は変化しない。モニターの自動測定の ON − OFF は、同じボタンで交互に ON と OFF を繰り返す。自動測定が ON か OFF かは、画面上の表示を見て判断する必要がある。血圧測定間隔を変えたときには、自動測定が OFF になっていないかどうかを、モニター画面で確認する必要がある。

➡ そのほか、血圧測定に関するトピックスについて、くわしく見ていこう！

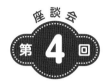

それは、いつの血圧？
今じゃないでしょ！

「カフ装着時に気をつけること」
「測定前のチェックポイント」

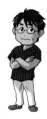

さぬちゃん　カフによる血圧の自動測定ができていない事件が起きましたね。

はじめ　自動血圧計は、知らないうちに測定のタイマーが止まって血圧を測定できていないことに気づかないと、手術中の血圧の記録がないことになります。

かすみ　そうそう。このまえも、研修医の先生が「血圧の数字が灰色になったんです」って言うので見たら、血圧測定が1時間に1回に設定されていたんです。

はじめ　そうなんですよ。灰色の数字は、自動測定間隔が10分どころではなく長時間に設定され、表示されている血圧が、ずっと前の数値だってことを示しているんです。

さくら　そうだったんですか？　私も、数値が灰色に（うすく）なることがあるなぁって見ていたんですが、測定がされないでいると血圧表示の色が薄くなったり、灰色みたいになって、血圧計が壊れたのかと思いました。

さぬちゃん　そうだね。手術室では、少なくとも5分に1回は測定するのが通常なので、灰色になったのはまずいですね。

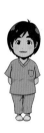

はづき　ICUでも、Aラインが入っているときには、自動血圧計は1時間に1回の測定間隔になっていて、カフの血圧表示のところは薄くなっているか、消えていて表示されないのをよくみますね。

すみれ　手術室でも、Aラインが入っているときは、測定間隔が30分に1回とかになっていることが多いのですが、先ほどのかすみさんのケースは、Aラインも入っていなかったんです。

はじめ　研修医が、カフを巻き直すために、一時的に測定間隔を5分から1時間に変えて、巻き直した後で5分間隔に戻すのを忘れてそのまま使っていたんです。

かすみ　わたしも、血圧が変わらないなぁって数値を見ていたんですが、測定間隔が1時間になっていたのを見逃しました。研修医の先生に言われてハッと気づいて、はじめ先生を呼んだんです。

さぬちゃん　そうだね。常に、**その血圧はいつのものかを意識**して、数値の変化を追いかけないとね。

はじめ　合い言葉は、「それはいつの血圧？ 今じゃないでしょ！」です。

すみれ　はじめ先生、それちょっと誰かのネタをパクっていますね。

はじめ　A ラインが入っていないときや、A ラインの血圧が信用できないときには、自動血圧計の測定間隔をチェックしてみる必要がありますね。

さぬちゃん　表示されている血圧が、いつ測定されたものか（図1）を確認するクセをつけるのが必要ですね。また、測定間隔やタイマーが作動しているかどうかを見ることも大切ですね。

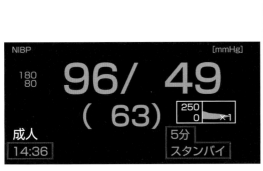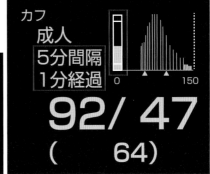

図1 血圧が測定された時間

左：14:36 の血圧が表示されている。測定間隔は5分に設定されているが、まだタイマーは開始されておらず"スタンバイ"の状態。このままでは、5分経っても測定は開始されない。

右：1分前の血圧が表示されている。血圧測定間隔は5分に設定、タイマーは作動していて、5分ごとに測定が開始される。

はじめ　麻酔科医にすべてまかせるのではなく、看護師もモニターの心電図や血圧、パルスオキシメータ（動脈血酸素飽和度：SpO_2）、カプノメータ（呼気終末二酸化炭素分圧：$EtCO_2$）の変化を追いかけることが大切です。

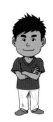

さぬちゃん　じゃあ、さくらさん。血圧の測定時間だけでなく、何を気にしておけば5分おきに血圧が測定されているかがわかりますか。

さくら　モニターの血圧履歴、血圧のトレンド表示ですか（図2）。

さぬちゃん　それ以外には？ かすみさん。

かすみ　はーい！ 麻酔記録や看護記録の自動記録の表示でわかりまーす（図3）。

さぬちゃん　そうですね。うちでは、モニターからの数値データが、麻酔記録や看護記録にグラフとして自動的に転記されるので、それを見るだけでいつ測定されたか、あるいは測定されていないかがわかりますね。

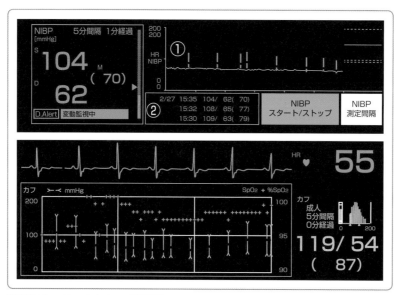

図2 モニターのトレンド画面

上：①ショートトレンド（常時表示）、②血圧履歴
下：トレンド画面をボタンを押して確認する

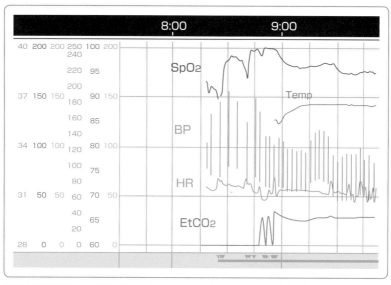

図3 麻酔記録、看護記録へのモニターデータ自動記録表示

経時的な動脈血酸素飽和度（SpO₂）、血圧（BP）、心拍数（HR）、呼気終末二酸化炭素分圧（EtCO₂）、体温（Temp）の変化が表示される。

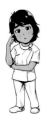

はづき 手術室では、何分に1回測定するのが普通ですか？

はじめ はづきさん、よい質問ですね。5分に1回測定します。日本麻酔科学会の「安全な麻酔のためのモニター指針」[1] にそう書かれています。

かすみ ということは、記録も5分に1回は必要でしょうか。

さぬちゃん まあ、そうですね。測定しておいて記録しないということはないですね。測定したものが信頼できないような明らかに誤った血圧なら、記録しないこともありますが、ずっと測定していなかったというのは監視していなかったようなものです。

かすみ そうなんですね。恥ずかしい。

はじめ 記録がないというのは、測定していないか測定できなかったということですからね。長時間、測定していないか測定できなかったときには、その理由を記録に書くべきだと思います。

さくら そういえば、以前に腕が太すぎて、測定しようとするとカフがめくれてしまって、測定できないことが何度もありました。そのときは、自動血圧計ではなくて、普通のカフの血圧計を使って、聴診法で血圧を測ったことがあります。

さぬちゃん そうでしたね。5分おきに測定するのがあたりまえなのに、自動血圧計の不具合やカフやホースを取り替える間に、無駄に時間が経過してしまって測定できないのはダメですからね。では、血圧測定ができない場合には、記録はどうしますか。

はづき ICUでは、記録ができない理由と、血圧以外の脈拍（脈のふれ具合、緊張度）などの身体所見や、他のモニターに変化がないことを記録します。

すみれ 手術室でも同じですね。

さぬちゃん 自動血圧計は、測定しなければ血圧を表示しません。そのため、タイマーを5分おきに設定していても、必ずしもその時間に測定できるとは限りません。

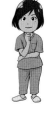

はじめ 自動血圧計は連続モニターではなく、間欠モニターですからね。

すみれ 大事なのは、表示されている血圧はいつ測定したものか？ ということです。

はじめ だから、常に「それはいつの血圧？ 今じゃないでしょ！」って自問自答してみるわけです。

はづき はじめ先生、じつは面白い人だったんですね。

はじめ いやー。はじめ（真面目）なひとですよ。

かすみ うっ！ふふふ。笑ってしまった。

すみれ はじめ先生。マツジュンみたいですね[※]。

はじめ どうもどうも。そんなにカッコイイ？ 照れるなー。

すみれ そういう意味ではなくて。ダジャレがですね。

はじめ ショボーン（´・ω・`）

さくら　でも、私は好きですよ。

はじめ　（｀・ω・´）シャキーン

さぬちゃん　ところで、一部の自動血圧計には、血圧が低かったり大きく変化した
　　　　　ときに、すぐに再測定する機能があることを知っているかな。

かすみ　えー、そうなんですか！ 血圧計が壊れているのかと思ってました。

さぬちゃん　はじめ先生、説明して。

はじめ　えっへん。PWTT（日本光電工業）とか Dyna Alert（フクダ電子）
　　　　とかが搭載された自動血圧計は、設定間隔以外でも循環変動を察知し
　　　　て、勝手に測定を開始してくれる機能があります。

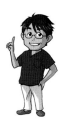

かすみ　じゃあ、この機能があれば、大きな変化があったときに勝手に測定し
　　　　てくれるので、測定間隔は 5 分でなくても大丈夫なんですか？

さぬちゃん　いやいや、そうではなくて、5 分間隔で血圧を定期的にチェックする
　　　　　ことは大切。"血圧が変化していないこと"を監視していたというこ
　　　　　とです。はじめ先生の説明した PWTT とか Dyna Alert は、設定間
　　　　　隔以外の時間でも、急激な変化で自動測定を開始してくれるところが
　　　　　ステキなんです。

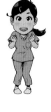

すみれ　なるほど。

さくら　たしかに。

かすみ　わかりました。カフの血圧測定や記録も奥が深いですね。記録をする
　　　　ことは、少なくとも監視していた証拠を残せるということですね。

さぬちゃん　記録だけではなくて、アセスメントもちゃんとしてね。

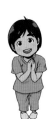

※ 2018 年 1 月 14 日からスタートしたドラマ『99.9 −刑事専門弁護士− SEASON Ⅱ』で
　は、松本潤演じる深山大翔が寒いダジャレを連発することで評判。

引用・参考文献

1）日本麻酔科学会. 安全な麻酔のためのモニター指針＜ 2019 年 3 月改訂＞ http://www.anesth.or.jp/
guide/pdf/monitor3_20190509.pdf（2020 年 2 月 17 日閲覧）

2）日本光電工業. PWTT. http://www.nihonkohden.co.jp/iryo/techinfo/pwtt/index.html（2020 年 2 月
17 日閲覧）

3）医療機器ネット. フクダ電子［生体情報モニタ］DS-7000. http://www.iryou-kiki.net/info/ds_7000.
html（2020 年 2 月 17 日閲覧）

しっかりじっくりモニターばなし

術中の血圧測定は何分おきに行わなければならないのか、安定した血圧測定と信頼できる血圧測定のために何を考えるのかを解説する。

全身麻酔中の血圧は何分おきに測定しなければならない？

日本麻酔科学会の「安全な麻酔のためのモニター指針（2019年3月改訂）」[1]には、血圧測定は「原則として5分間隔で測定し、必要ならば頻回に測定すること」と記されている。この指針は全身麻酔、硬膜外麻酔および脊髄くも膜下麻酔時に適応されるものである。つまり、どんなに落ち着いていても5分に1回の測定が必要である。そのため、自動血圧計には5分に1回動作するタイマーがセット（図1）され、セットした時間ごとにきちんと血圧が測定されていること、その値が大きく変化していない（異常な変化でない）ことを確認する。そして、必要なら5分よりも短い間隔で測定する。

5分おきの測定では足らない場合とは、麻酔の導入時、脊髄くも膜下麻酔直後、術中に血圧変動が大きい場合などである。

自動血圧測定と手動血圧測定のボタンの押し間違えに要注意！

自動血圧「測定開始／終了」ボタンで開始と終了を交互に切り替えられる。それとは別に、手動測定（測定したいときだけに測定する1回測定）ボタンがある（図2）。設定した測定間隔（通常5分）で自動測定を開始するつもりで手動測定ボタンを押してしまうと、1回だけ測定するだけで自動測定は開始されない。また、自動測定を行っているのに、誤ってもう一度自動測定ボタンを押すと、自動測定が停止された状態になり、いつまで経っても血圧が測定されない（図2）。

なぜ、自動測定ボタンと手動測定ボタンを押し間違えるのか？答えは簡単である。隣どうしに並んでいるからである。特に、タッチパネルボタンの製品では注意する必要がある。

図3の例では、2.5分に1回測定の設定になっている。タイマーが作動しているかどうかは、プログレスバー（横棒）で確認する。プログレスバーが右一杯まで伸びたら測定が開始される。○○分経過と表示されるものもある。一

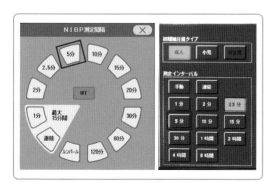

図1 血圧測定間隔設定画面の例

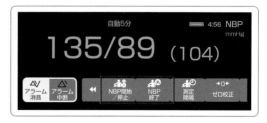

図2 タッチパネルの測定設定場面

「NBP開始／停止」と「NBP終了」のボタンが隣どうしに並んでいる。「NBP開始／停止」＝手動測定（1回測定）、「NBP終了」＝自動測定の終了を意味する。

方、タイマーが止まっているときには、OFF または手動（Manual）と表示される（図4）。このタイプのモニターでは、自動測定の終了と停止とではボタンが異なるので注意する。

また、日本製（日本光電工業、フクダ電子、フクダコーリンなど）のモニターに組み込まれた自動血圧計では、「測定開始／停止」ボタンと「測定間隔（インターバル）」というボタンがある（図5）。測定間隔を設定して測定開始ボタンを押すと、設定した間隔で自動測定ができる。このタイプでは、測定の不具合などでカフを巻き直したり、一度、「測定間隔」ボタンを押して自動測定を止めたことを忘れている

と、知らないうちに5分どころではなく数十分経過していることがある。

大切なのは、5分に1回はモニターをチェックするクセをつけて、自動測定が行われているか、血圧は問題ないかを確認することである。自動測定がされていない場合には、血圧が変化しない、プログレスバーが表示されない、などの異常に気づくはずである（図6）。

血圧測定を邪魔するものは？

術中に自動血圧計で血圧測定ができない要因として、カフやカフホースに何らかの振動が加

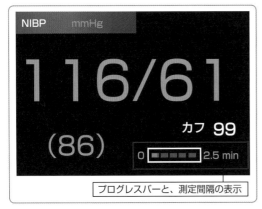

プログレスバーと、測定間隔の表示

図3 2.5分に1回自動測定の場合

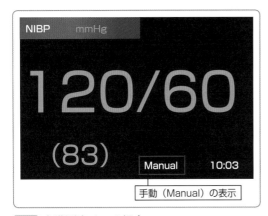

手動（Manual）の表示

図4 自動測定オフの場合

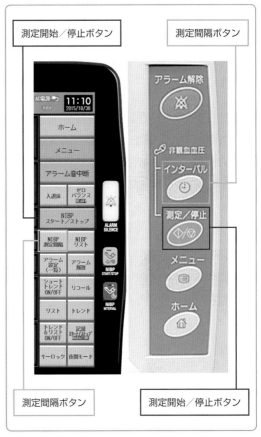

図5 測定開始／停止ボタンと測定間隔ボタン

わること、あるいは閉塞によることは第3話（p.36）で解説した。これ以外に、術者のお腹やお尻でカフを不規則に圧迫する場合がある。この対策は、通称「術者ガード」とよばれるアクリル板のカフガードを使用する。患者の体側に腕をつける場合には、ベッドの側面にカフガードを着ける。上腕を横に開く場合には、上肢台の内側（尺骨側）にガードを置くことで、術者のお尻やお腹が当たるのを防ぐ（図7）。

カフホースは術者に踏まれないような経路に置く工夫をする。側臥位などの体位では、カフのずれに注意が必要である。下肢や足首で測定する場合に、深部静脈血栓予防のフットポンプなどがついていると、測定が難しいことがある。急激な血圧変化や不整脈などでは、正しく測定できない可能性があるため、術前から患者状態、術式、長時間手術などの把握を行い、A

ラインを併用するなどして安定した血圧測定に努める。血圧測定ができない状態が続く場合には、橈骨動脈や側頭動脈の拍動をふれて表示された血圧が信用できる値かどうかを確認する。決して、モニターの測定ミスで片づけない。

輸液と同側での血圧測定では、ルート内に逆流防止弁を組み込む!

乳腺や上肢の手術などでは、一方の腕は術野になるため、輸液ルートと同側にカフを巻く必要がある。この場合には、**輸液ルートの三方活栓や側管接続口よりも中枢側に逆流防止弁を組み込んで、カフでの血圧測定で輸液や薬剤が逆流することを確実に防ぐ必要がある**（図8）。静脈麻酔のときだけでなく、全例で行うことが望ましい。吸入麻酔といえども鎮痛薬レミフェ

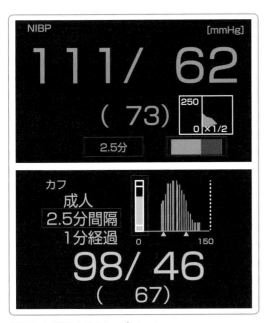

図6 自動測定確認のポイント

血圧が変化しているか、プログレスバーや測定間隔が表示されているかを確認する。

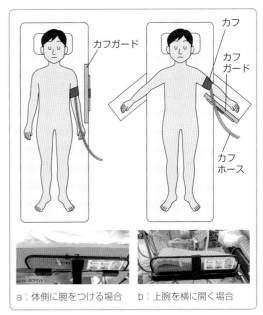

a：体側に腕をつける場合　　b：上腕を横に開く場合

図7 カフガードの使用法

ンタニルの持続静注を行っていることが通常であり、血圧測定ごとに麻酔薬の投与が不安定になることを避けたい。

　輸液ルートと血圧のカフをどうしても同側に置きたくない場合には、上腕用のカフを足首に巻けば測定できるが、足首の測定では血圧は上腕より高くなる（p.38）ことを知っておきたい。

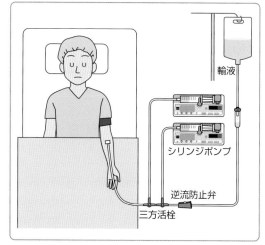

輸液

シリンジポンプ

逆流防止弁

三方活栓

図8 輸液ルートの三方活栓より中枢側に逆流防止弁を組み込む

引用・参考文献
1) 日本麻酔科学会. 安全な麻酔のためのモニター指針＜2019年3月改訂＞http://www.anesth.or.jp/guide/pdf/monitor3_20190509.pdf （2020年2月17日閲覧）
2) 讃岐美智義編著. 決定版！オペナースのための手術室モニタリング. オペナーシング秋季増刊. 大阪, メディカ出版, 2016, 236p.

ココだけは押さえる！ 第4話のおさらい

❶自動測定間隔を変えた後は、測定間隔だけでなくタイマーが動いているかどうかを必ず確認をする（最重要ポイント！）。

❷自動測定とは別に、血圧の変化が予測されるとき、設定した測定間隔の間に血圧が大きく変化したと考えるときには、必ず1回測定（手動測定）を行う。このとき、自動血圧測定をOFFにしない（ボタンが異なる）。

❸血圧測定誤差には、体位によるもの、術者がカフを圧迫することによるもの、カフホースの圧迫や折れ曲がりや振動によるもののほかに、不整脈や急激な血圧低下・上昇など患者要因による異常も見逃さない。

❹術中に輸液ルートと同側の腕に自動血圧計を巻いて血圧測定を行う場合は、輸液ルート内に逆流防止弁を組み込む。

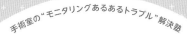

第 **5** 話

パルスオキシメータで何を見ているの？
〜患者に着けなくても脈が出る!? 〜

新人オペナースみずきと研修医はじめの
モニタートラブル ドキドキ事件簿

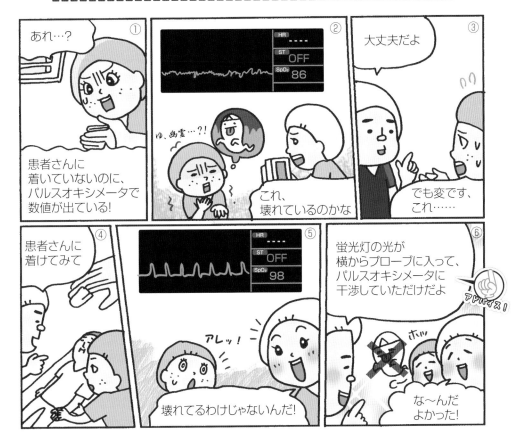

① あれ…？

②
HR ----
ST OFF
SpO₂ 86

ゆ、幽霊…?!

患者さんに着いていないのに、パルスオキシメータで数値が出ている！

これ、壊れているのかな

③ 大丈夫だよ

でも変です、これ……

④ 患者さんに着けてみて

⑤
HR ----
ST OFF
SpO₂ 98

アレッ！

壊れてるわけじゃないんだ！

⑥ 蛍光灯の光が横からプローブに入って、パルスオキシメータに干渉していただけだよ

アドバイス！

な〜んだよかった！

---- 何がダメだったの!? さぬちゃん先生のワンポイントアドバイス ----

パルスオキシメータは赤い光を放ち、その光がどのくらい戻ってくるかを読み取ることで酸素飽和度（SpO₂）を表示する。また、パルス（脈）があるところを探して感知することで、動脈を検知している。蛍光灯などの光がパルスオキシメータのプローブの横から入ると、測定値が大きく変化する。それだけでなく蛍光灯は一定の間隔でチカチカするので、脈と間違えてパルスオキシメータが数値を表示してしまうことがある。

そのほか、パルスオキシメータの装着については、56 ページからくわしく解説する。

➡ パルスオキシメータを正しく着けるコツについて、くわしく見ていこう！

座談会
第**5**回

SpO₂プローブには小人（こびと）が棲んでいる ??

「パルスオキシメータ装着時に気をつけること」
「キチンと測定するためのチェックポイント」

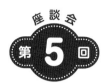

さぬちゃん　だれもいない手術室で SpO₂ が表示されるのを見て、幽霊騒動になっていましたね。

かすみ　えへへ（てれてれ）。だれもいない手術室に入ってみると、モニターがピッピッて鳴っているので、誰かがいるのかと思って行ってみると、誰もいなくて……こわーくなったんです。それで、はじめ先生を呼んだんです。

はじめ　そうだったね。2人で騒いでいるので、どうしたのかと行ってみると、「この手術室に幽霊がいる」というので、最初はゾーッとしましたよ！ パルスオキシメータが勝手に動いてるのを、幽霊がいると思っていることがわかってホッとしました。いきなり幽霊がいるなんて言うんだから。

かすみ　まさか、人に着けなくてもパルスオキシメータが脈波形や SpO₂ を表示するなんて思ってもみませんでした。

さくら　そうだったんですか？ 私も先日、同じようなことがあって、一瞬壊れたのかと思ったことがあります。そのときには、今回のようにベッドのところに放置されていたんじゃなくて、患者さんに着けたんです。だけど、爪が長くて奥までつけてもキチンと着けることができなかったんです。指の爪の先端部分にしか光が当たらなかったんです。「これじゃあ数値は出ないのかな」と思って見ていると、脈波形と数値が表示されたんです。このときは、ビックリしましたよ。恥ずかしいですけど、私は幽霊だとは思わなくて、「こびとが棲んでいるのか？」と、想像を膨らませてしまいました。今まで、黙っていましたけどね（へへ）。

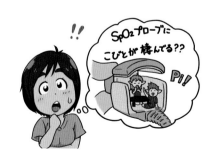

すみれ　さくらさん、いいですねー、幽霊じゃなくてこびとだなんて。私も、新人の頃、同じ現象を見て、ちょっと怖くなったことがあります。

さぬちゃん はじめ先生が、疑問を解決してくれてよかったですね。パルスオキシメータは、「揺れる光」に反応するんです。それは、パルスオキシメータがどうやって SpO_2 を表示するかというしくみを知っていればわかるね。はじめ先生、簡単にしくみを説明して。

はじめ はい。パルスオキシメータは、指などに着けたプローブから赤い光を出して、透過して返ってきた光を測定することで SpO_2 の数値を表示しています。もうひとつ、指には動脈があるので、拍動を感知するしくみもあるんです。だから、拍動があって光が返ってくる状況だと、波形や数値を表示してしまいます。揺れる光を拍動と誤認識してしまって、プローブが指に着いていなくても波形や数値を表示したというわけです。

さぬちゃん そうだね。しかし、揺れていればいつでも表示するわけではなく、SpO_2 の光を感知するところに、うまく（というよりここは"誤って"かな？）光が入らなくてはダメなんだね。

はづき それは、結構めずらしいことなんですね。私は、見たことがありません。

さぬちゃん ICU ではあんまり見ないかな。患者さんがいないときには、モニターの電源を切ってますからね。

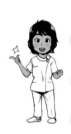

はづき あー、そういうことですね。手術室は、患者さんが次々に入れ替わるので電源をつけっぱなしにしていることがあるんですね。

すみれ 通常は、手術が終了するたびにモニターをオフにするのですが、次の患者さんの入れ替えの時間が短いとつけっぱなしですからね。

かすみ ところで、「揺れる光」ってなんですか。

さぬちゃん 蛍光灯がときどき周期的にチカチカすることがあるでしょう。それを"揺れる光"って表現したんです。

かすみ 「揺れる光」って歌に出てきそうなフレーズですね。

すみれ それは ZARD の「揺れる想い」でしょう。

かすみ そっかー。

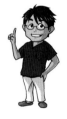

さくら ところで、パルスオキシメータの原理ってもっと難しいと思っていたけど、簡単にいうと「動脈が拍動している指に赤い光を当てて、それがどれだけ返ってくるか」を見ているだけなんですね。

はじめ だから、指に着けていなくても、数値が表示されてもおかしくないんですよー。

かすみ はーい。はじめ先生、質問でーす。

はじめ なんですかー？

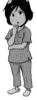

かすみ　じゃあ、動脈の拍動がないところに SpO₂ プローブを着けて、プローブごと揺り動かすと数値や波形は出るんでしょうか。

はじめ　出るかもしれません。出ることがありますね。

さぬちゃん　そうですね。光自身が揺れなくても SpO₂ プローブが正しく装着されていて、腕や身体を揺らすと SpO₂ は表示されることがあります。SpO₂ の原理から考えると、揺れと光（色）には弱いんです。

かすみ　もうひとつ質問がありまーす。

はじめ　はい、かすみさん。

かすみ　指の細い患者さんや、変わった爪の形の患者さんにプローブを着けると、なんか SpO₂ が低い値になるんですー。これは、原理に何か関係ありますか。

はじめ　おおー。するどい質問だ。えーと……

さぬちゃん　さすが、かすみさん。よく見ているね。これは、SpO₂ の測定原理にかかわる大問題です。

すみれ　そうなんですか。私も、それはずっと感じていました。テキトーにSpO₂ プローブを着ける後輩がいて、その後輩が着けると必ず SpO₂ 値が低く出るんです。そんなときはキチンと着けなおすように指導しています。着けなおすと、なぜかいい感じの値になるんです。どうしてか不思議です。

さぬちゃん　それは、"ペナンブラ効果" というのを知っていると説明できますね、はじめ先生。

はじめ　あっ、そっかー。それを説明すればいいんだった。

さぬちゃん　はじめ先生。説明してくれる？

はじめ　はい！ SpO₂ プローブを指先に着ける場合、プローブの発光部と受光部がまっすぐに向き合う位置からずれている場合に問題が起こります。正しい位置とは、SpO₂ プローブから出た光がすべて指の組織を通過して、受光部がその光をすべて受け取れる位置のことです（図1）。

さくら　正しい位置とは、指にまっすぐ着けている状態だというのはわかりましたが、爪のどこに光が当たればいいのですか。

はじめ　爪の根元（白いところ）の部分がよいです。爪の先端部分は細くなっているので、プローブの位置が浅すぎたりすると、横から光が漏れて指の中を通過せずに、直接、受光部（光を感知する部分）に入ってしまうんで

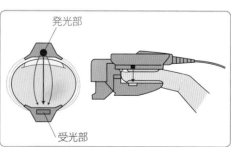

図1　パルスオキシメーターの装着時（正面と側面の図）

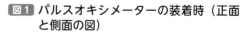
指に挟んだパルスオキシメータの赤色光がすべて指の爪の根元から反対側に通過している。

す。それがダメなんです。この漏れた光が、不正確な SpO_2 値を表示させる原因です。

さぬちゃん だから、プローブを着ける位置も大切だし、指が太い、細い、変わった爪の形の患者さんは正しく表示できないのです。

かすみ 光が漏れることって、よくあるんじゃないでしょうか。

さぬちゃん そうですね。だから、正しい位置に着いているかをチェックすることが大事なんですね。特に挟み込み式のパルスオキシメータのプローブは、ずれやすい・外れやすいですから。

はじめ 59 ページに出てくる呪文、「イロ・ユレ・カタチ」を唱えているのはなぜかわかったでしょうか？

すみれ はい。

かすみ やはり SpO_2 プローブにはこびとが棲んでいるんじゃないでしょうか？

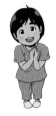

さくら そうですよね。ときどき光が横から漏れて悪さをするというのは、赤い光がこびとだからではないでしょうか。ペナンブラ効果は、こびとのシワザなんですよ、きっと！ こびとにイタズラされないように、気をつけないといけないですね（図2）。

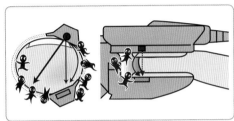

図2 ペナンブラ効果

指に挟んだパルスオキシメータの赤色光（赤いこびと）が横から漏れて、直接受光部に流れ込んでいる。

さぬちゃん すばらしい！ さくらさん、こびとが棲んでいましたね。

はじめ 「こびとはプローブに棲んでいるか！？」。謎が解明したような気がします。川口探検隊[1]ですか？（ちょっと古い？）

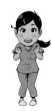

すみれ 私はわかりますけど、他のナースは「？？？」ですよ、はじめ先生！

かすみ 「プローブのこびとに注意」って麻酔看護マニュアルにも書いておこーっと。

さくら それはいいですね。

※1 川口探検隊：1977 ～ 1986 年まで放送された人気テレビ番組で、俳優の川口浩が世界各地の秘境を探検するサバイバル企画

引用・参考文献

1）木本奈津子ほか. センサーの横ずれが SpO_2 値へ与える影響. 生体医工学. 50 (6), 2012, 651-7.
2）小坂誠ほか. パルスオキシメータの原理. 日本集中治療医学会雑誌. 23 (6), 2016, 625-31.

パルスオキシメータの酸素飽和度はすべて信じてよいの？

パルスオキシメータを着けると、当たり前のように酸素飽和度（SpO2）が表示される。だが、そのSpO2の値が本当かどうか疑ったことはないだろうか。採血もしていないのに、どうしてSpO2が測定できるのだろうか？　その測定原理を知れば、疑問は解決する。SpO2とは何なのか？　どんな原理で、どのように値を決めるのか？　SpO2が酸素飽和度を正しく表示できないのはどんなときか？などを知っておけば、何も恐れることはない。

SpO2とは何を見ているの？

パルスオキシメータで測定するのはSpO2である。SpO2はSaturation of percutaneus oxygenの略である。経皮的に動脈の拍動を感知して酸素飽和度を測定するものを指している。採血によって動脈血の酸素飽和度を測定するものは、SpO2と区別するためSaO2（Saturation of artery oxygen）とよぶ。SpO2は本来は動脈血中のヘモグロビンが運搬する酸素の飽和状態を指し示す言葉である。血液中のほとんどの酸素は赤血球がもつヘモグロビンによって運ばれる。酸素飽和度とは、血液中の全ヘモグロビン（酸素化

ヘモグロビン〔O2Hb〕と還元ヘモグロビン〔Hb〕）のうち、O2Hbの占める割合のことで、単位は％（パーセント）で表現すると決められている（図1）。酸素化ヘモグロビンは酸素をもったヘモグロビンのことである。

ヘモグロビンには酸素が4個つくので、具体的には酸素飽和度はヘモグロビンに酸素がついている箇所を数えている（図2）。したがって、酸素がヘモグロビンに対して飽和していると「酸素化がよい」という。注意しなければならないのは、この値だけでは「組織や臓器が低酸素ではない」とはいいきれないことである。Hbが少ない貧血の場合や、血圧や心拍出量が低下して組織に血液が流れにくくなっている場合には、酸素は届かないため組織は低酸素になっている。あくまでもSpO2は、拍動する動脈血中にO2Hbが多いか少ないかを表したものである。

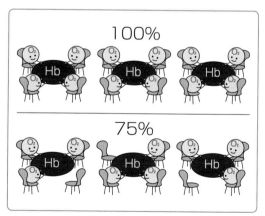

図2 4つのいすのうち、O2は何人座ってる？

SpO2（SaO2）とは、血液中のO2Hbの割合を示す。Hbのテーブルには4つのいすがあり、そのいすがO2で満席であれば酸素飽和度は100％、各テーブルに1つずつの空席があれば75％となる。

$$酸素飽和度（\%） = \frac{O_2Hb}{O_2Hb + Hb} \times 100$$

図1 酸素飽和度の計算式

パルスオキシメータは何をどのように測るの？

パルスオキシメータは、指をSpO₂プローブで挟んで、爪側から（赤色と赤外）光を当てて、その反対側（指の指紋のある側）で光を感知してSpO₂を測定する。簡単にいえば、赤い光がどのくらい指の間で吸収されるか（少なくなるか）を感知している。光が動脈に当たるように、指を挟んだときに少し拍動がある部分を自動的に探している。ゆらぎを感知すれば、それを拍動として数値を表示する。最近の機種では波形の下の面積で動脈拍動を判断しているものもある（図3）。SpO₂プローブを装着してから表示までに少し時間がかかるのはそのためである。

なぜ、赤い光なのかというと、赤い光は赤いヘモグロビン（O₂Hb）では反射され、黒いヘモグロビン（Hb）では吸収されるためである[*1]。そのためパルスオキシメータは、O₂HbとHbの割合を測り、そのなかのO₂Hbの割合を数値として表示するというものである。しかし、光で測定している以上は蛍光灯などの光が横から入ってくれば、測定されるSpO₂はウソの値を示すことになる。外からの光に弱いのはそのためである。遮光をするなど対策が必要である。

さらに、蛍光灯の光は一定の間隔で光が強くなったり弱くなったりするため、それを拍動と勘違いして数値を表示したのが51ページで起きていた幽霊現象である。表示された数値と波形を見れば、おかしいことに気づくはずである。蛍光灯の波形は動脈波形とは似ても似つかないゆらゆらした波形である。SpO₂が動脈の拍動から得られた数値かどうかを見分けるには、正しい形の動脈波形が表示されていること

を確認する（図4）。

*1 正確には、赤色光と赤外光という2種類の波長を使用している。赤色光は、O₂Hbは赤いので透過されて多く光が返ってきて（受光する）、逆に還元Hbは黒いので光が吸収されて返ってこない。赤外光は、O₂Hbにより吸収されやすいので光が返ってこない、逆に還元Hbは吸収されにくいので光が返ってくる。その関係を2つの波長で見ることで、酸素飽和度が高いかどうかを判断する（図5）。

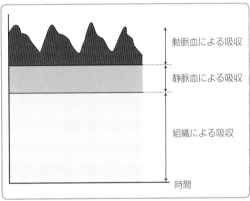

図3 パルスオキシメータは動脈（拍動部分）による吸収部分のみを測定する

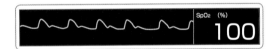

図4 正常な動脈波形とSpO₂

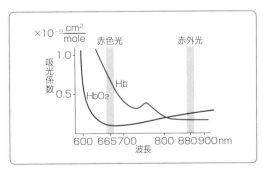

図5 赤色光と赤外光の波長の違い
（文献1より引用）

SpO₂ に誤差を与える要因と対策

SpO₂ が正しく表示されない原因としては、インドシアニングリーンやメチレンブルー、インジゴカルミンなどの血管内に注入した色素、異常 Hb（COHb〔カルボキシヘモグロビン〕、MetHb〔メトヘモグロビン〕）、ビリルビン高値、貧血（血液色が薄い）、マニキュアやジェルネイルなどの爪や皮膚の着色（特に黒色、緑色、青色、ツメの汚れ、爪真菌症）や物質（爪の変形、金属や凸凹素材の貼り付け）、低灌流や体動など拍動が検出できない場合や、指や爪の大きさ（太い指や小児）、変形（ばち指）などで SpO₂ プローブが光をうまく検出できない場合がある。

また、SpO₂ プローブの装着については、発光部と受光部がまっすぐに相対するように注意しなければならない。斜めにずれて装着すると

きちんと受光できず、正しく SpO₂ を表示しない（図6）。SpO₂ プローブを爪の根元の位置から指先に向けて動かしていくと、SpO₂ が低く表示される。これを"ペナンブラ効果"とよぶ。発光部からの光が指を通らずに直接受光部に入ってしまうことによって起こる。小児では、指が細いために指の先端でなくてもペナンブラ効果によって低く表示される。また、発光部と受光部の間から別の光が入り込む場合にも誤差を生じるため遮光が大切である。

これらを行ってもうまく SpO₂ が測定できない場合には、SpO₂ プローブをクリップタイプからシールタイプに変更する。シールタイプのものは耳たぶでも測定が可能なこともある。さらに、前額部に装着する SpO₂ プローブ（反射型パルスオキシメータ）が使える機種もあるので、可能なら変更する。いずれにせよ、SpO₂ が正しく表示されているかどうかは、測定のは

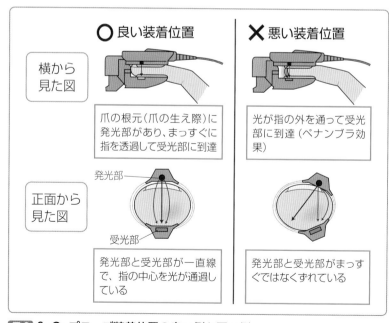

	○ 良い装着位置	× 悪い装着位置
横から見た図	爪の根元（爪の生え際）に発光部があり、まっすぐに指を透過して受光部に到達	光が指の外を通って受光部に到達（ペナンブラ効果）
正面から見た図 発光部 受光部	発光部と受光部が一直線で、指の中心を光が通過している	発光部と受光部がまっすぐではなくずれている

図6 SpO₂ プローブ装着位置の良い例と悪い例

じめ（装着直後）に判断すべき最重要ポイントである。

SpO2 が測定できない場合のチェックポイント

SpO2 が測定できない、正しく表示されないときには、次の 3 つを確認する。

1 患者状態

指先に SpO2 プローブを装着しても波形も SpO2 も表示されない場合には、ショックなどで患者状態が悪く末梢循環が悪いと考える。指先の冷感、CRT [*2]（capillary refilling time：毛細血管再充満時間）の確認や、血圧測定を行う。患者がシバリングなどで震えている場合や体動が強い場合にも、正しい値が表示されなかったり測定できない。これは、SpO2 の原理から体動や振動に弱いことを考えると理解でき

る。動脈波形が正しく表示されてるかどうかをチェックする。

2 プローブの断線や汚れ

プローブの断線や光の発光部・受光部に汚れがある場合には、測定できない。赤い光が出ているか、発光部・受光部に汚れがないかどうかを確認する。

3 色・ゆれ・形

SpO2 測定で、うまく測れない場合に注意すべきポイントは 3 つある。それは、**色・ゆれ・形（イロ・ユレ・カタチ）**である。前述したように、体内色素の影響や爪の色、プローブを振動させる原因、指の形に注意しなければならない。

＊2 blanch test ともいう。爪床を 5 秒間圧迫し、解除後に爪床の赤みが回復するまでの時間。CRT が 2 秒以上なら、循環に問題がある。2 秒未満なら、循環に関しては問題ないと判断される。

引用・参考文献

1）パルスオキシメーター知恵袋：基礎編. パルスオキシメーターの原理. コニカミノルタ ヘルスケア. https://www.konicaminolta.jp/healthcare/knowledge/details/principle.html（2020 年 2 月 17 日閲覧）
2）プローブ装着のポイント. SpO2 プローブ装着のポイント. 日本光電工業. http://www.nihonkohden.co.jp/iryo/point/spo2point/point.html（2020 年 2 月 17 日閲覧）
3）小坂誠ほか. パルスオキシメータの原理. 日本集中治療医学会雑誌. 23（6）, 2016, 625-31.
4）佐伯昇. "【事前学習】覚えておきたいモニタリング基礎知識：パルスオキシメータ". 決定版！オペナースのための手術室モニタリング. 讃岐美智義編. オペナーシング秋期増刊. 大阪, メディカ出版, 2016, 32-3.
5）佐伯昇. "【麻酔導入前】モニターを装着してモニタリング開始：パルスオキシメータ". 前掲書 4）, 86-90.
6）日本呼吸器学会. "測定値に影響する因子に何がありますか？". Q&A パルスオキシメータハンドブック. 2014, 8.

ココだけは押さえる！ 第5話のおさらい

❶ SpO_2 はパルスオキシメータで測定できる酸素飽和度で、採血による動脈血で測定できる SaO_2 とは異なる。正しい値を示しているかどうかは、以下のことに注意して見る。

❷ パルスオキシメータのチェックポイントは、イロ・ユレ・カタチである。爪の色や汚れ、振動や指の形や大きさが原因で信号をうまく受信できない場合は、真の値を表示しない場合がある。正しく装着しないと、ペナンブラ効果が発生して SpO_2 を正しく表示しないことを念頭におく。

❸ SpO_2 の装着時には、プローブの断線や汚れに注意する。SpO_2 の値だけでなく装着状態（指の場合は爪の根元にまっすぐ当たるようにする）をチェックし、動脈波形が正しく表示されているかどうかに注目する。

❹ 指を変えたり、プローブのタイプを変えたりしても SpO_2 がうまく表示できない場合でも、反射型のパルスオキシメータである前額部プローブが使用できる機種で測定できることがある。

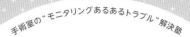

パルスオキシメータのモニター画面、ここを見て！

第**6**話

~心停止でも SpO₂ は測定できるの？~

新人オペナースみずきと研修医はじめの
モニタートラブル ドキドキ事件簿

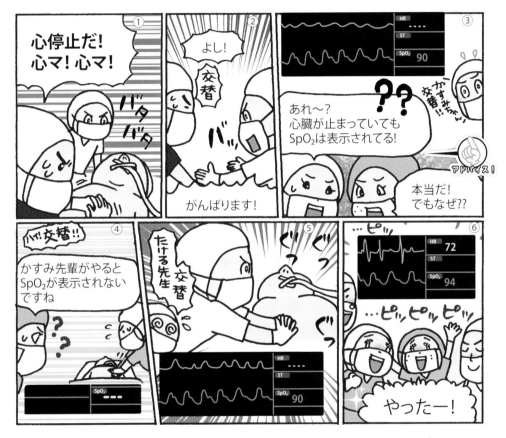

── 何がダメだったの!? さぬちゃん先生のワンポイントアドバイス ──

パルスオキシメータは、心停止で脈波がなくなり平坦になるが、これをモニターや SpO₂ プローブの故障だと考えて見逃してはならない！ 波形の表示がおかしいときは、同側の橈骨動脈で脈拍を確認してふれなければ、内頸動脈（大腿動脈）で拍動を確認する。それでもふれなければ、心停止！である。即座に心肺蘇生を開始する。自己心拍がない場合でも、胸骨圧迫（心マ）で、有効な拍出が得られていれば、橈骨動脈で胸骨圧迫による拍動をふれるだけでなく SpO₂ が表示されることがある。自己心拍の再開を目指して、正しい心肺蘇生を継続しよう。

➡ そのほか、SpO₂ 測定に関するトピックスについて、くわしく見ていこう！

麻酔科医の実は...
Dr. さぬきが
こっそり聞き出す**ホンネ**

座談会
第 **6** 回

パルスオキシメータは、
まだまだ奥が深い！

「胸骨圧迫とパルスオキシメータの関連性」
「パルスオキシメータに秘められたさらなる機能」

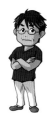

さぬちゃん　かすみさん、手術室の心停止で胸骨圧迫したときに、はじめ先生に差をつけられて悔しかったですね。

かすみ　はい。はじめ先生が胸骨圧迫をすると、パルスオキシメータの波形や数値が表示されるのに、私がやると表示されないんです。

はじめ　そうだったね。まあ、胸骨圧迫の経験数が違いますから、仕方ないですよ。

かすみ　まさか、パルスオキシメータで拍動が検知できるとは知りませんでした。

さぬちゃん　いつも表示されるわけではないんですが、胸骨圧迫のうまい・へたの判定に使えることもありますね。条件がよくなければ、うまい人が胸骨圧迫をやっても表示されませんね。

すみれ　パルスオキシメータは胸骨圧迫のうまさを判定する指標にはならないということですか。

さぬちゃん　よい質問ですね。はじめ先生、説明してあげて。

はじめ　はい。パルスオキシメータに波形が表示されるのは、脈が末梢血管（パルスオキシメータの装着箇所）で感知できるかを必ず示しているわけではなくて、揺れが規則的に起きているからです。動脈の拍動ではなく、身体の揺れを拾っている可能性もあります。また、血流があったとしても十分ではないので SpO_2 値が低く表示されている可能性もあります。ただ、SpO_2 プローブを着けて胸骨圧迫を続けていると、心拍再開時に自己脈が出始めたことをとらえられる可能性がありますね。このような使い方は有用ですね。

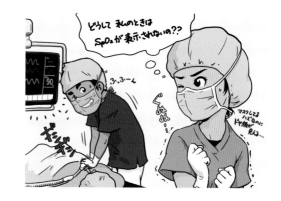

さくら　そうだったんですか？　じゃ

あ、必ずしもかすみさんがうまく胸骨圧迫ができなくて波形が出なかったわけではないんですね。

すみれ パルスオキシメータの波形が心拍再開の検出に役立つなんて、知りませんでした。常日頃からパルスオキシメータを脈拍の検出に活用することを心がけないといけませんね。

SpO₂ 値しか見ないのは、パルスオキシメータの能力の半分しか使っていないのですね。

さぬちゃん パルスオキシメータには、SpO₂ 以外に、脈のふれ具合を表示する PI（パレチスモインデックス：灌流指標）というパラメータがあります（p.68 参照）。パルスオキシメータ＝パルス（脈拍のふれ：PI）＋オキシメータ（SpO₂）値と考えればいいね。

はづき パルスオキシメータで脈のふれを見ることができるとすれば、ICU の動脈ラインで表示されている SVV とか PPV とかは見られないんですか？

はじめ はづきさん、鋭いですね。

かすみ SVV……？

すみれ PPV……？

さぬちゃん そうだね。SVV（stroke volume variation：1 回拍出量変動）と PPV（pulse pressure variation：脈圧変動）というのは、人工呼吸中に輸液不足になったり出血したりすると、動脈ラインの波形（基線）が揺れる現象を数値で表したものだね（図1）。パルスオキシメータの波形も、動脈ラインの波形も同じ形だから、SVV や PPV がわかるのではないかというのがはづきさんの考えだね。はじめ先生、説明して。

はじめ パルスオキシメータの波形も、人工呼吸の吸気と呼気で揺らぎ（変動し）ます。この変動の割合を数値で表示したものを PVI（pleth variability index：脈波変動指数）といいます。SVV や PPV と同じ現象を利用しています。

揺らぎの理由を図1で説明しまーす。胸腔内をイメージしてみてください。肋骨と背骨に囲まれた胸腔（胸郭）には肺と心臓と心臓にもどってくる上大静脈、下大静脈、大動脈（弓）があります。人工呼吸では吸気で肺が大きく膨らみ、呼気で肺はしぼみます。吸気で肺が大きく膨らむと胸郭も大きくなりますが、骨に囲まれているために限界があります。そのため、人工呼吸では、吸気で肺に圧がかかり大きく膨らむと、心臓や血管が少し押しつぶされます。特に静脈は軟らかいので吸気で圧迫されやすく、吸気時には大動脈内の血液は心臓にもど

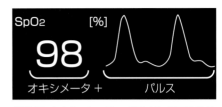

パルスオキシメータ＝パルス（脈拍のふれ：PI）＋オキシメータ（SpO₂）

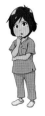

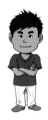

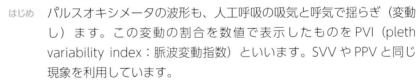

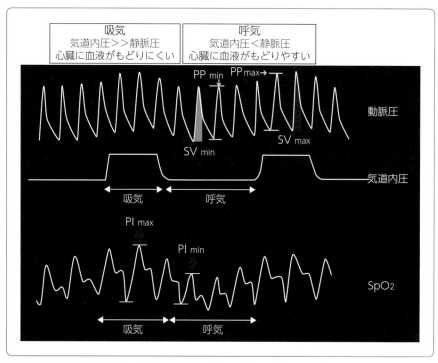

図1 動脈ラインやパルスオキシメータが人工呼吸で揺らぐ理由

りにくくなります。逆に呼気時には肺がしぼむので、静脈側にたまって
いた血液は心臓に一気にもどります。それを動脈波形として観察す
ると、吸気時の血液のもどりが少ないのが少し遅れて呼気時に現れま
す。**呼気時には**、吸気時の静脈側の血液のもどりの悪さを反映して**動
脈波形が小さく**なります。**吸気時には**、呼気時の静脈側の血液のもど
りのよさを反映して**動脈波形が大きく**なります。その、動脈波形の大
きさが吸気と呼気でどのくらい揺らぐ（変動する）かを％で表した
ものが SVV、PPV、PVI です。SVV は動脈波形の面積の比較で、
PPV と PVI は脈圧（脈波形の高さ）の比較です。血管内の血液容量
が少ないと、静脈のつぶれやすさ、もどりやすさの程度は大きくなり
ます。ですから、この数値が 15% 程度よりも大きくなると、かなり
血管内容量が少ないこと（脱水、輸液不足、出血など）が疑われます。

さぬちゃん　そうだね。はじめ先生、説明がうまくなったね！

はじめ　へへ（てれてれ）。

はづき　ということは、PVI で輸液を入れるかどうかを判断できるのですね。

さぬちゃん　血管が拡張しすぎたときにも相対的に血管内容量が少なくなりますか
ら、SVV、PPV、PVI にも影響が出るので、常に信じるわけにはいか
ないけれど、参考にはなるね。

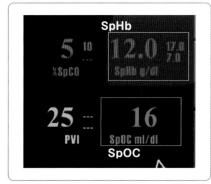

はづき　あー、そういうことですね。わっかりましたー。

すみれ　パルスオキシメータ、奥が深いですね。

かすみ　ほかに、パルスオキシメータのすごい機能はないのですか。

はじめ　まだ、ありまーす。

さぬちゃん　パルスオキシメータでヘモグロビンが測定できるやつね。はじめ先生、説明して。

はじめ　えっへん。えーと。

かすみ　今日は、なんか"小〇方はじめ先生の独演会"ですね。

はじめ　それはー。

かすみ　それは、なんですか。

はじめ　それは……えーと。えーと。名前忘れた……。

かすみ　えー。知ってるんじゃなかったの？

はじめ　なんていう名前だったか忘れただけで、仕組みは知ってるよ。

さぬちゃん　SpHb と SpOC という名前だね。

はじめ　そうです、それそれ。パルスオキシメータでヘモグロビン濃度を測定できる機能です。SpHb は、パルスオキシメータにヘモグロビン値（推定値）が、SpOC は O_2 content（酸素含量）が表示されます（図2）。

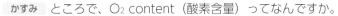

図2 SpHb と SpOC のモニター表示
（マシモジャパン株式会社より提供）

かすみ　SpHb って、採血をしなくてもヘモグロビン値がわかるのですか。

はじめ　そうでーす。

さくら　それは、すごい。

はじめ　ヘモグロビンを直接測定しているわけではなく、パルスオキシメータの光で特殊なヘモグロビンの吸光度（光の吸収具合）を使って推定しています（図3）。RHb というのが恐らくそれです。

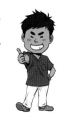

かすみ　ところで、O_2 content（酸素含量）ってなんですか。

はじめ　えーっと……

さぬちゃん　70 ページにも書かれていますが、SpO₂ が同じでも、貧血になると酸素を運搬するヘモグロビンが少なくなるのですから、末梢組織には酸素が行き渡らなくなります。そこで、SpO₂ だけでなく、ヘモグロビン濃度が下がっていないかどうかを監視することが大切です。**酸素含量というのは、酸素飽和度 SpO₂ とヘモグロビンの両方を加味し**

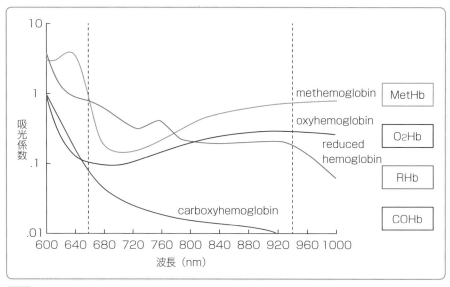

図3 各ヘモグロビンの吸光特性（マシモジャパン株式会社より提供）

MetHb：メトヘモグロビン、O₂Hb：オキシヘモグロビン、RHb：脱酸素化ヘモグロビン、
COHb：カルボキシヘモグロビン

た指標です。1mL あたりの血液がどのくらい酸素を運ぶ能力があるかということです。

すみれ　そうだったんですね。ヘモグロビンが少なくなれば、酸素も運べなくなりますよね。

さくら　以前、計算式で説明してくれたと思いますが、酸素含量の計算をもう一度聞きたいです。

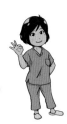

さぬちゃん　動脈血酸素含量の式は CaO_2（mL/dL）$=1.34 \times Hb \times SpO_2/100 + PaO_2 \times 0.003$ ですが、＋より前の部分が『ヘモグロビンにくっついて運ばれる酸素』、＋より後ろの部分が『血液中に溶解している酸素』を表しています。たとえば、$Hb=10$、$SpO_2=100$、$PaO_2=500$（100% 酸素吸入時の PaO_2 正常値）を代入してみると、$CaO_2=13.4 + 1.5$ となり、ヘモグロビンについて運ばれる酸素が溶解している酸素の約 10 倍あります。ヘモグロビンについている酸素の役割がわかりますね。ヘモグロビンが半分になれば、13.4 → 6.7 となりますから、$CaO_2=6.7+1.5 = 8.2$ です。

はづき　動脈血酸素含量 CaO_2 からわかることは、ヘモグロビンが正常に保たれているかどうか。つまり、SpOC で酸素含量がわかるのですね。

かすみ　ところで、SpHb はヘモグロビンを測定しているのではなく、推定しているとすれば、どのくらい正確なんですか？

はじめ　鋭いですね。SpHb の推定値の保証範囲は 8 ～ 17 g/dL（± 1g/dL）

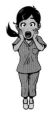

とされています。

かすみ　かなり正確なんですね。

すみれ　パルスオキシメータ SpO₂ は、やっぱり奥が深いんですね。

引用・参考文献

1）白石義人. 周術期モニタリング. 日本臨床麻酔学会誌. 31（4）, 2011, 660-8.

2）脈波変動指標（PVI）. マシモジャパン株式会社. http://www.masimo.co.jp/pvi/index.htm（2020 年 2 月 17 日閲覧）

3）Adel, A. et al. Accuracy and trending of non-invasive hemoglobin measurement during different volume and perfusion statuses. J Clin Monit Comput. 2018. doi：10.1007/s10877-018-0101-z. https://link.springer.com/article/10.1007%2Fs10877-018-0101-z（2020 年 2 月 17 日閲覧）

心停止が起これば、パルスオキシメータには脈波が表示されない。パルスオキシメータはSpO₂を表示するだけでなく、脈波を表示することで脈のふれ具合も示す。ここではパルスオキシメータの術中活用について解説する。

パルスオキシメータから何がわかるのか？

パルスオキシメータでは酸素飽和度（SpO₂）とともに脈波（プレチスモグラフ）が表示される。パルスオキシメータは、パルス（動脈拍動）＋オキシメータ（酸素測定器）なのである（図1）。SpO₂値だけに注目するのではなく、パルスにも注目したい。手の指先にSpO₂プローブを装着しているのであれば、末梢動脈の拍動も検知が可能である。心停止であれば、脈波が表示されなくなる。末梢動脈（橈骨動脈）で脈がふれなければ、パルスオキシメータではSpO₂値が表示されないだけでなくパルス（脈拍）波形も表示されない。この場合には、すぐに中心動脈（内頸動脈や大腿動脈）で拍動を確認し、そこでも脈拍をふれなければ、即座に心肺蘇生を開始する。

心停止中に、胸骨圧迫で有効な拍出が得られ

ている場合には、不規則な脈波のような表示とともにSpO₂値が表示されることがある。しかし、胸骨圧迫で表示されるSpO₂値は、正しい値を示していない[1]。その理由は、末梢組織へ適切な血流がない状態が続いているからである。しかし、パルスオキシメータのプレチスモグラフが継続して表示された場合には、心拍再開の指標として有用である可能性がある[1]。さらに、心拍再開後には酸素化を確認するのに有用である[1]。

プレチスモグラフから何がわかるのか？

プレチスモグラフは、末梢動脈の拍動を表現しているので、その波形が大きくなれば指先の血液灌流がよくなり、波形が小さくなれば指先の血液灌流が悪くなったことを示している。その灌流具合を数値で示したのがPI（プレチスモインデックス：灌流指標）である（図2）。数値が大きくなったか小さくなったかが問題で、機器の特性による違いがあるため、細かい数値自体を比較するのはあまり意味がない。だいたいの灌流具合を表していると思ったほうがよい。同じ患者の同じ指に使ってみて、前よりも数値が大きくなったか、あるいは小さくなったかをチェックする。

PIは表示されている脈波の大きさにもとづいて算出されており、拍動性成分と無拍動性成分の比率を数値化したものである（図3）。パルスオキシメータによって得られるPIは指尖血流量の変化と相関していることが報告されており、一定の体位や体動がない場合には末梢組織の灌流状態を観察するのに有用である[2]。PIの

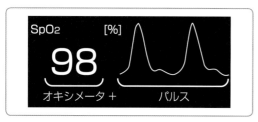

図1 パルスオキシメータ＝パルス（動脈拍動）＋オキシメータ（酸素測定器）

a：PIの表示例（A社）

b：PIの表示例（B社）。脈波の大きさを1/2に表示していることを示している（自動×1/2）。これは、波形が大きいため、波の上下が画面に入りきらないので、自動的に1/2の高さにして画面に収まるように実表示している。

c：PIを表示しないが、脈波の大きさを表示する例（C社）。左上にPleth20とあるのは、脈のふれ幅を示す。

図2 各モニターにおける PI の表示例

$$PI\ (\%) = \frac{拍動性成分}{無拍動性成分} \times 100$$

図3 PI の計算式

表1 酸素分圧（PO_2）と酸素飽和度（SpO_2）の覚え方（文献 3 より転載）

PO_2 （mmHg）	SpO_2 （%）	覚え方
10	13	
20	35	
30	57	
40	75	5 と 7 を入れ替え
50	83	+8
60	89	+6
70	93	+4
80	95	+2
90	97	+2
100	98	+1

酸素分圧（PO_2）の欄に 10 から 100 までを記入する。酸素飽和度（SpO_2）は、PO_2 の 10 の横に 13、20 の横に 35、30 の横に 57、40 の横には 5 と 7 を入れ替えて 75、50 は＋8、60 には＋6、70 には＋4、80 には＋2、90 には＋2、100 には＋1とする。

上昇は末梢血管拡張により、低下は末梢血管収縮により起きるため、麻酔効果の指標となることが、臨床研究において実証されている。全身麻酔中に PI が急に低下すれば、疼痛などの交感神経刺激により末梢血管が収縮した可能性を示す。

　PI は正常値はないが、一般的に 0.02 〜 20%の値をとり、1% 以上がよいとされている。

SpO₂ と PO₂ の関係 ＝ 酸素解離曲線

　パルスオキシメータの SpO_2 は、PO_2（酸素分圧）との関係を知ると役に立つ。すなわち、「SpO_2 が○○ % のとき PO_2 は×× mmHg になる」という関係である。これには、覚えかた（表 1）がある。表 1 をもとに X 軸に PO_2、Y 軸に SpO_2 の数値をそれぞれあてはめてグラフを書くと、S 字状の酸素解離曲線（図 4）となる。低酸素血症の定義は「PO_2＝60mmHg」なので、そのときの SpO_2 は 90% である。このとき注意しなければならないのは、この関係は「pH＝7.40、体温＝37.0℃、PCO_2＝40mmHg」が条件ということである。これ以外の条件になった場合は、PO_2 と SpO_2 の対応がずれる。

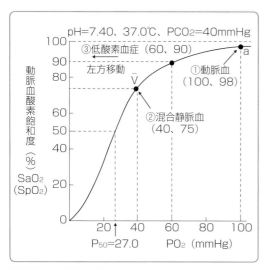

図4 酸素解離曲線（文献3より改変）

酸素解離曲線で覚えておきたい値は3つ。①動脈血（PO_2＝100のとき、SpO_2＝98）、②混合静脈血（心臓にもどってきた血液）（PO_2＝40のとき、SpO_2＝75）、③低酸素血症（PO_2＝60のとき、SpO_2＝90）。

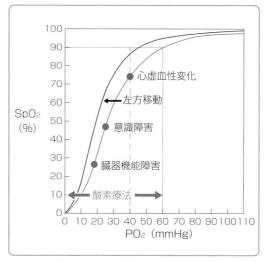

図5 酸素解離曲線の左方移動

酸素解離曲線の左方移動では、SpO_2があまり低下しないため低酸素血症に気づきにくい！

　酸素解離曲線が左方移動（左側にシフト）すると、SpO_2は本来の値より高めに表示される。左方移動する原因は、①体温低下、②pH上昇（アルカローシス）、③PCO_2の低下（過換気）などである。術中に体温が低下していたり、過換気になっていると、PO_2が低下していてもSpO_2はあまり低下しないため低酸素血症に気づきにくい（**図5**）。PO_2が60mmHgではSpO_2が90％であるはずであるが、酸素解離曲線が左方移動すると、SpO_2が90％では、PO_2が40mmHg程度となっている。左方移動の程度によってはSpO_2が90％でも心虚血性変化が起

きている可能性がある。SpO_2 90％が低酸素血症の最低ラインと考えてよいのは、左方移動がないとき（pH＝7.40、体温＝37.0℃、PCO_2＝40mmHg）の話である。

SpO_2が正常であれば、低酸素血症にならないのか？

　組織への酸素供給量（DO_2）は、心拍出量（CO）と動脈血酸素含量（CaO_2）の積（かけ算）である。また、CaO_2はSpO_2以外に、ヘモグロビン濃度に大きく影響される（**図6**）ため、血液中の酸素含量CaO_2が十分であっても、単位時間あたりに心臓から拍出される血液量が減少（心拍出量の低下）していると、組織への酸素供給量は不十分となる。また、Hb濃度が

酸素供給量（DO₂）＝心拍出量（CO）× 動脈血酸素含量（CaO₂）

動脈血酸素含量（CaO₂）＝（1.34 × Hb × SpO₂ / 100）＋ PaO₂ × 0.003

※CO：心拍出量（L/分）、Hb：ヘモグロビン濃度（g/dL）、
　SpO₂：動脈血酸素飽和度（%）、PaO₂：動脈血酸素分圧（mmHg）

図6 組織への酸素供給量と動脈血酸素含量の計算式

CaO₂の式は、（1.34 × Hb × SpO₂/100）と PaO₂ × 0.003 という2つの式を足したものになっている。たとえば、Hb＝10、SpO₂ ＝ 100、PaO₂＝100 を代入して計算してみると、13.4 ＋ 0.3 となる。このように、（1.34 × Hb × SpO₂/100）側に含まれる要素が変化すると、PaO₂ より影響が大きい。たとえば、PaO₂ が半分の50になっても0.3は0.15にしかならないが、Hb が半分になれば、13.4 は 6.7 になる。

低い場合（貧血）も動脈血中の酸素含有量は低下する。そのほか、異常ヘモグロビン（CO-Hb や Met-Hb）が増加した場合にもパルスオキシメータのSpO₂ の測定に誤差が生じる。異常ヘモグロビンがある場合は、SpO₂ を見るだけでなく動脈血液ガス分析を行う必要がある。

引用・参考文献

1）Neumar, RW. et al. Part 8：Adult Advanced Cardiovascular Life Support 2010 American Heart Association Guidelines for Cardiopulmonary Resuscitation and Emergency Cardiovascular Care. Circulation, 122（18 Suppl. 3）, 2010, S735-46. http://circ.ahajournals.org/content/122/18_suppl_3/S729（2020年2月17日閲覧）

2）田中克明. 灌流指標 Perfusion Index と脈波変動指標 Pleth Variability Index. 日本臨床麻酔学会誌. 31（2）, 2011, 347-52.

3）讃岐美智義. 麻酔科研修チェックノート：書き込み式で研修到達目標が確実に身につく！. 改訂第6版. 東京, 羊土社, 2018, 122-4.

4）小原史子. こう読む！血液ガスデータ. 呼吸器ケア. 4（9）2006, 84-94.

5）パルスオキシメータ知恵袋：基礎編. コニカミノルタ ヘルスケア. https://www.konicaminolta.jp/healthcare/knowledge/details/principle.html（2020年2月17日閲覧）

6）日本呼吸器学会. Q&A パルスオキシメータハンドブック. 4. https://www.jrs.or.jp/uploads/uploads/files/guidelines/pulse-oximeter_medical.pdf（2020年2月17日閲覧）

ココだけは押さえる！ 第6話のおさらい

❶パルスオキシメータは、SpO_2 だけではなく動脈拍動を検知し表示する「パルス（動脈拍動）＋オキシメータ（酸素測定器）」である。

❷心停止では、SpO_2 だけでなく脈波も表示しない。その状態では、橈骨動脈、内頸動脈の順に確認して、中心動脈で脈がふれなければ、すぐに心肺蘇生を開始する。

❸末梢動脈の拡張では PI（プレチスモインデックス：灌流指標）は上昇し、末梢動脈の収縮では PI は低下する。

❹体温低下、pH 上昇、PCO_2 低下では、酸素解離曲線は左方移動して、SpO_2 が低下しにくいため、低酸素血症に気づきにくい。

❺SpO_2 が正常であっても、貧血や心拍出量の低下があれば、低酸素血症になるため、術中には SpO_2 だけでなく貧血や心拍出量の低下が起こらないように管理する。

第7話 麻酔開始前にカプノメータの動作チェック！
～食道挿管しちゃった？（CO_2波形が出ないけど……）～

新人オペナースみずきと研修医はじめの
モニタートラブル ドキドキ事件簿

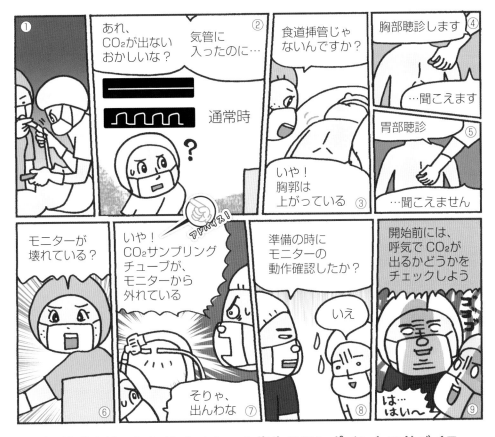

—— 何がダメだったの!? さぬちゃん先生のワンポイントアドバイス ——

気管挿管が成功したはずなのに、気管チューブにカプノメータを接続してもCO_2波形が表示されない。モニターが壊れていると疑ったたけるだが、CO_2モニターのラインが本体から外れていた。現在では、CO_2モニターは、気管挿管後に測定するものではなく、気管挿管よりも前の、マスク換気開始前に麻酔回路にラインを接続し、換気時のCO_2波形が表示されることでマスク換気ができている証拠とする。CO_2モニターがキチンと作動するか、麻酔開始前にチェックしておくことが非常に大切である。

➡ カプノメータの作動確認はOK？ 何を見るか、くわしく見ていこう！

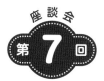

座談会
第**7**回

SpO₂ モニターがあるのに、
EtCO₂ モニターがいるのはなぜ？

「カプノメータの動作チェックの必要性」
「パルスオキシメータとの違い」

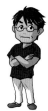

さぬちゃん　麻酔開始前に、カプノメータ（EtCO₂ モニター）の動作チェックを怠ったために、たける先生とみずきさんは慌てていましたね。

かすみ　はい。自作自演です。

はじめ　昔は僕も、よく自作自演でさぬちゃん先生に叱られていました。麻酔開始前にモニターを確実にチェックするかどうかだけですが、これが大切なんですよ。

かすみ　そうですね。最近は、チェックリストを作成して麻酔導入前に、薬剤だけでなく機器やモニターの動作をチェックする施設も増えています。

さぬちゃん　麻酔器がきちんと動作することだけでなく、モニターが動作することを確認していないと慌てます。特に、カプノメータは、本当に壊れていることがあったりして、パニックに陥りやすいんですよ。

すみれ　昔はよくカプノメータが壊れていて、気管挿管した後に「CO₂ が出ない！」と、大騒ぎになることがよくありました。

さぬちゃん　日本麻酔科学会の気道管理ガイドライン[1] に従って、マスク換気のときからカプノメータを接続して麻酔導入時の気道の開通〜換気状態を評価することになっています。気道から CO₂ が検出されるかどうかを確認することで、換気ができているかどうかを麻酔科医、看護師、術者で共有できます（図1）。

はじめ　はい。気管挿管だけでなくマスク換気でもカプノメータをつけて麻酔を始めるので、カプノメータのサンプリングチューブが外れているなんて、論外なんですよ。

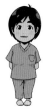

さくら　ところで、どうして術中の人工呼吸をしていて状態が安定しているときにも、SpO₂ とカプノメータの2つをつけなければ

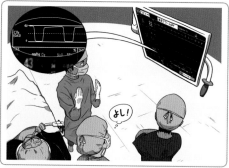

図1 換気できているかを全員で確認できる

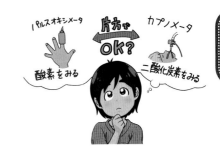

ならないんですか？ SpO₂ が下がらなければいいんじゃないですか？ 両方とも呼吸のモニターなのに？

かすみ　え…。

さぬちゃん　そうだね。SpO₂ は、パルスオキシメータ＝パルス（脈拍のふれ：PI）＋オキシメータ（SpO₂）というとおり、呼吸については酸素化をみているだけだね（p.62 ～ 67 参照）。SpO₂ は呼吸が止まってもすぐには変化しないんだ。たとえば、SpO₂ だけ見ていたら、人工呼吸が止まっていても下手をすると 1 分経っても変化しないので、人工呼吸器の停止や事故抜管には気づきにくい。だから、人工呼吸をしている状態では、呼吸がおかしくなったり、上気道の閉塞を起こすような場面では、カプノメータで吸気と呼気の CO₂ をモニリングしているんだ。SpO₂ が"酸素化のモニター"といわれるのに対して、カプノメータは、"換気のモニター"とよばれているんだよ。

はづき　CO₂ が出てこないということは、「気管チューブが折れて気道が閉塞している」か「呼吸が止まっている状態なのに、人工呼吸がうまくできていない」ことを示しているんですね。

はじめ　"換気のモニター"というだけあって、カプノメータは連続的に呼吸の出入口を監視しているんですね。それに対して SpO₂ は、身体に酸素がいき渡っているかどうかを監視しているだけなので、下がったとき（低酸素になったとき）には、もう遅いんですよ。

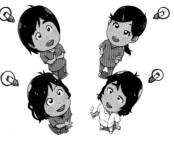

看護師全員　そっかー。なるほど。

さぬちゃん　SpO₂ が低下するまで、換気が悪かったことに気づかないと、処置を始めてもすぐには SpO₂ を回復させられないんだ。
　一方で、換気のモニターは、人工呼吸中に入口と出口を監視しているという意味では、人工呼吸の通り道（上気道）の状態と、人工呼吸の停止・継続が一目瞭然なんだ。

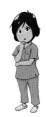

すみれ　ところで、はじめ先生が先ほど言っていた、カプノメータの動作チェックを怠って怒られたときって、どういうことが起きたのですか？

はじめ　知りたい？

看護師全員　知りたーーい。

はじめ　気管挿管が終わった後、カプノメータをつけても CO₂ が出ないので、おかしいと思って両肺聴診をしたんだ。だけど、聴診も聞こえないんで、食道挿管だと思って抜管してしまった。もう 1 回挿管しようと

思ったら、今度は、マスク換気でも CO_2 が出ないので慌てた。急いでもう1度気管挿管してしてカプノメータをつけてみるとやはり CO_2 が出ない。聴診でも聞こえない。しかも、聴診器の膜を叩いてみても音が聞こえない。その理由は…、聴診器のベル型と膜型が回転していて、音が聞こえないほうで聴診をしていたんだね。そこで、はたと気づいて、サンプリングチューブに自分の息を吹き込んでみても CO_2 がでない。よく見ると、サンプリングチューブが CO_2 モニターの本体から外れていたんだ（トホホ…）。

さぬちゃん　はじめ先生、昔の失敗談を話してくれてありがとう。

はじめ　へへ（てれてれ）。

はづき　はじめ先生も、たける先生と同じことをしていたので、すぐにサンプリングチューブが本体から外れていることに気づいたんですね。

さぬちゃん　ところで、人工呼吸がうまくいっているかどうかを確かめる方法はカプノメータ以外には何があるかな？　カプノメータが故障している場合の確認法をまとめてみて、さくらさん。

さくら　えっと…聴診？

さぬちゃん　じゃあ、はづきさん。

はづき　人工呼吸をしたときの胸郭の上がり方。聴診で、肺の音が聞こえるかどうか。気管挿管中であれば、聴診では胃部でゴボゴボ音が聞こえない、頸部で呼吸に合わせてズーズー音がしない、肺の音に左右差がないことです（図2）。

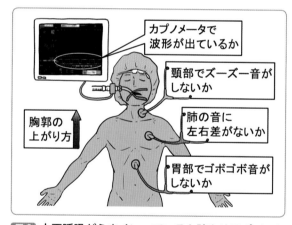

図2　人工呼吸がうまくいっているか確かめるポイント

（図中）
- カプノメータで波形が出ているか
- 頸部でズーズー音がしないか
- 胸郭の上がり方
- 肺の音に左右差がないか
- 胃部でゴボゴボ音がしないか

さぬちゃん　正解！

すみれ　人工呼吸がうまくいっているかをカプノメータ以外で確認しようと思えば大変ですね。

かすみ　それから、カプノメータと聴診の違いは「連続的にモニターできるか」「そのときだけか」という違いがあると思うのですが。

はじめ　かすみさん、すごーい。そうなんですよ。換気は、"連続的に途切れることなく"モニタリングすることが大事なんです。「何か起こったときだけ！」ではいけないんです。聴診にも、みんなでずっとモニターできる方法があったらいいのに……（図3）。

さぬちゃん　麻酔科医は昔、片耳聴診器を胸壁に貼り付けて、麻酔中には呼吸音と心音をずっと聞きながら麻酔を行っていたんだ。

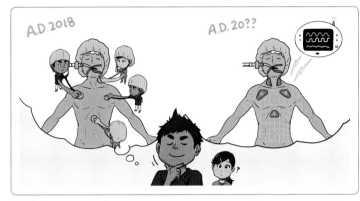

図3 未来には聴診をリアルタイムにチェックできるモニターが!?

はじめ　それは大変ですね。音を表示するモニターがあったらいいのに。絶対買いまーす。

かすみ　はじめ先生ったらお茶目ですね。

すみれ　私は、そんなはじめ先生好きだけど。

さくら　わたしも。

はじめ　えへへ。本題にもどりますよ。

さぬちゃん　換気は連続でモニターして、変化があったら何か処置をしなくちゃいけないんですよ。換気がおかしくなっているということですから、いずれ酸素化も悪くなります。

はじめ　麻酔科医ならよく実感することですよ。

かすみ　オペ室の看護師も実感しています。

はじめ　そうですね。

かすみ　私は、カプノメータの威力も実感しています。

さくら　カプノメータが"連続で"換気をモニターする意味がわかりました。正常な状態のときからつけていて、何かおかしかったら処置をするという目で見なきゃいけないんですね。

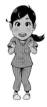

引用・参考文献

1）日本麻酔科学会気道管理ガイドライン 2014. http://www.anesth.or.jp/guide/pdf/20150427-2guidelin.pdf（2020 年 2 月 17 日閲覧）

カプノメータは、全身麻酔のいつから使うのか？

全身麻酔中のカプノメータは、気管挿管した後に初めて装着するのだろうか。いや、そうではない。「日本麻酔科学会気道管理ガイドライン2014」では、自発呼吸で酸素を3分間投与した後、麻酔薬を投与すると記載されている[1]。そして、自発呼吸が消失したら呼吸回路にカプノメータを装着して、マスク換気を行う際にカプノメータでCO_2波形の検知によりマスク換気の成否を判断する。その後で、気管挿管を行うのが通例である。

当然ではあるが、人工呼吸を行えば、呼気ではCO_2が検出され、吸気ではCO_2が検出されない。このことで気管チューブが気管に挿管されたことがわかる。全身麻酔では、麻酔開始前から人工呼吸回路内にカプノメータを装着し、麻酔開始時から終了時まで継続的に使用する。

カプノメータはどんな患者にいつ使うのか？

カプノメータは、**全身麻酔症例にはすべての患者で使用**される。では、全身麻酔にしか使用しないのかといえば、そうではない。例えば、呼吸が抑制されていたり、気道閉塞を引き起こしたりする患者では、ほぼすべてに適応がある。具体的には、気管挿管や、声門上器具の使用、ICUなどで人工呼吸管理を行っている場合、気管挿管をしていなくても静注の鎮静薬やオピオイド鎮痛薬を使用して呼吸抑制が起きる可能性がある場合などである。

また、気道の開通や換気の確認以外にも、気管チューブの位置確認（気管チューブが気管に挿管されていない場合、呼気CO_2を検出することができない）や、心肺蘇生時の肺血流量の評価（心停止時は肺血流がないため呼気のCO_2は検出されないが、胸骨圧迫により肺血流が増加するとCO_2が呼出される）に使用できる。

$EtCO_2$とは何を見ているのか？

カプノメータで測定するのは$EtCO_2$である。$EtCO_2$は end tidal CO_2 の略であることから、呼気の終末のCO_2を指している。単位がmmHgであることから$P_{ET}CO_2$と書くこともある。

採血によって動脈血の二酸化炭素分圧を測定するものは、$P_{ET}CO_2$と区別するため$PaCO_2$とよぶ。partial pressure of carbon dioxide（CO_2）in arterial blood の略である。$PaCO_2$は、本来は動脈血中のヘモグロビンが運搬する酸素の飽和状態を指し示す言葉である。血液中のCO_2（$PaCO_2$）が肺胞を通して呼出されたものが$EtCO_2$である。

$PaCO_2$の正常値は$35 \sim 45$mmHgであるが、$EtCO_2$は、通常その値より低い（$PaCO_2 > EtCO_2$）。しかし、代謝が亢進した悪性高熱症などでは、$PaCO_2 < EtCO_2$となる。$PaCO_2$は、動脈血の採血により、動脈血液ガス分析で測定されるが、$EtCO_2$は呼吸回路の先端（口元）に取り付けたカプノメータで連続的に測定できる。呼気で$EtCO_2$は上昇し、吸気で下降する（図1）。

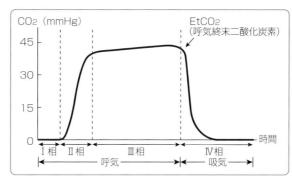

図1 気管挿管・人工呼吸中の EtCO₂ 波形

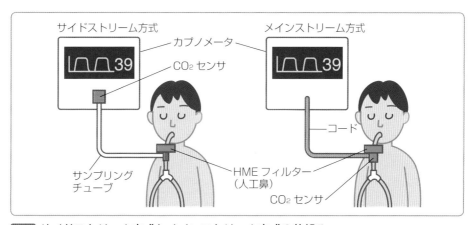

図2 サイドストリーム方式とメインストリーム方式の仕組み

カプノメータは 2 種類ある

　カプノメータには、測定方法の違いにより 2 種類の機械がある（図2）。CO_2（ガス）を、サンプリングチューブで口元から測定機器のところまで吸引して測定するサイドストリーム方式と、口元に小型のセンサーを置いて測定するメインストリーム方式である。

　サイドストリーム方式では、サンプリングチューブでガスを吸引するために、サンプリングチューブの閉塞や折れ、接続の外れに注意する

必要があり、メインストリーム方式では、口元のセンサーからモニター（表示部分）までの断線に注意する必要がある。

　サイドストリーム方式では、CO_2 以外に酸素や麻酔ガス濃度も一緒に測定できる利点がある。メインストリーム方式では、CO_2 以外は測定できない欠点があるが、吸引しなくてもよいので CO_2 表示までの時間が短く、速い呼吸や低流量の呼吸でも正確に測定できる利点がある。それぞれの利点・欠点を表1にまとめたので、参考にしてもらいたい。

表1 方式の違いによる利点と欠点

	サイドストリーム方式	メインストリーム方式
利点	• 回路内に機械的なセンサーがないため取り回しが楽。 • CO_2 以外に酸素や麻酔ガスも測定できる。 • 回路の死腔が小さい。	• 応答が速く、波形がゆがまない。 • 速い呼吸、低流量の呼吸でも正確に測定できる。
欠点	• サンプリングチューブの閉塞に注意する必要がある。 • 応答がやや遅い。	• 回路の死腔が比較的大きい。 • センサーを付けると気管チューブが折れ曲がることがある。

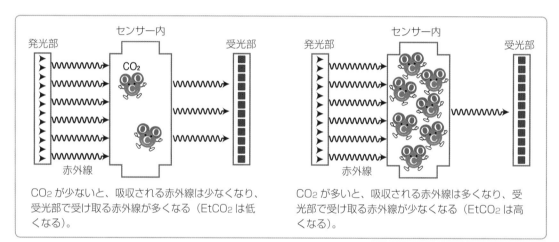

CO₂ が少ないと、吸収される赤外線は少なくなり、受光部で受け取る赤外線が多くなる（EtCO₂ は低くなる）。

CO₂ が多いと、吸収される赤外線は多くなり、受光部で受け取る赤外線が少なくなる（EtCO₂ は高くなる）。

図3 $EtCO_2$ の測定の仕組み

カプノメータは何を、どのように測るのか？

　カプノメータは、センサー部分の筒内を通過する CO_2 を監視している（図3）。筒内では、赤外線を当てると CO_2 は赤外線を遮断するため、赤外線が通過するかどうかで、筒内の CO_2 の量がわかる。呼気時に CO_2 がセンサーの筒内に増加しているため赤外線は通過しない。吸気時には筒内の CO_2 が0になるため赤外線が通過する。この変化を $EtCO_2$ として曲線に描画し、呼気終末の CO_2 を $EtCO_2$ として数値表示する。

$EtCO_2$ が測定できない場合のチェックポイント

機械の不良をチェックする

　「$EtCO_2$ が測定できない」「正しく表示されない」ときには、次の3つを確認する。

①サンプリングチューブの接続不良や詰まり（サイドストリーム方式）、②吸引ポンプの故障（サイドストリーム方式）、③センサーケーブルの断線や接続不良や汚れ（メインストリーム方式）。

サイドストリーム方式では、サンプリングチューブの接続不良や詰まり、測定機器側の吸引ポンプの故障がある場合には測定できない。メインストリーム方式では、センサーケーブルの断線や、光の発光部・受光部に汚れがある場合には測定ができない。これらの原因が最も多いため、使用開始前には呼吸回路にセンサーやサンプリングチューブを正しく装着し、呼気を吹いてみて CO_2 波形が表示されることをあらかじめ確認する必要がある。

患者状態の悪化（気道閉塞、人工呼吸の不具合）をチェックする

気道閉塞や人工呼吸の不具合を考える。気道閉塞（上気道閉塞や気管支痙攣など）では CO_2 は呼出されない。「換気量が十分ではない」など、人工呼吸がうまくいっていない場合にも CO_2 は呼出されない。また、心肺停止では、人工呼吸を行っても肺血流がないため CO_2 は検出されない。

引用・参考文献

1) 日本麻酔科学会. 日本麻酔科学会気道管理ガイドライン 2014. http://www.anesth.or.jp/guide/pdf/20150427-2guidelin.pdf（2020 年 2 月 17 日閲覧）
2) カプノグラフィ. Medtrinic ホームページ. https://www.medtronic.com/covidien/ja-jp/clinical-education/catalog/respiratory-monitoring-capno-1.html#（2020 年 2 月 17 日閲覧）
3) 技術情報：サイドストリームとメインストリーム. 日本光電工業ホームページ. https://www.nihonkohden.co.jp/iryo/techinfo/co2sensor/stream.html（2020 年 2 月 17 日参照）
4) 片山勝之. "カプノメータ". 決定版！オペナースのための手術室モニタリング. 讃岐美智義編著. オペナーシング秋季増刊. 大阪, メディカ出版, 2016, 34-7.
5) "カプノメータ". 前掲書 3). 91-3.

ココだけは押さえる！ 第7話のおさらい

❶ $EtCO_2$ はカプノメータで測定できる呼気二酸化炭素分圧で、動脈血で測定できる $PaCO_2$ とは異なる。

❷ 通常は、$EtCO_2 < PaCO_2$ であるが、悪性高熱症など、代謝が亢進して CO_2 の産生量が増大している場合には $EtCO_2 > PaCO_2$ である。

❸ カプノメータ装着時のチェックでは、息を吐くと CO_2 波形が表示されることを確認する。

❹ サイドストリーム方式では、HME フィルターの後方（中枢側）に接続する。サンプリングチューブを上向きに接続して水滴が詰まらないようにすることと、サンプリングチューブが折れないように配慮する。

❺ カプノメータの装着時には、サンプリングチューブの断線や外れ（サイドストリーム）、センサーの汚れ（メインストリーム）に注意する。

❻ 患者状態の悪化（気道閉塞、人工呼吸の不具合、心肺停止）では、CO_2 が呼出されないので、患者状態を改善する必要がある。

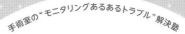

第8話 カプノメータで EtCO₂ を見る ときに注意すること
～ EtCO₂ はなぜ下がるの？～

新人オペナースみずきと研修医はじめの
モニタートラブル ドキドキ事件簿

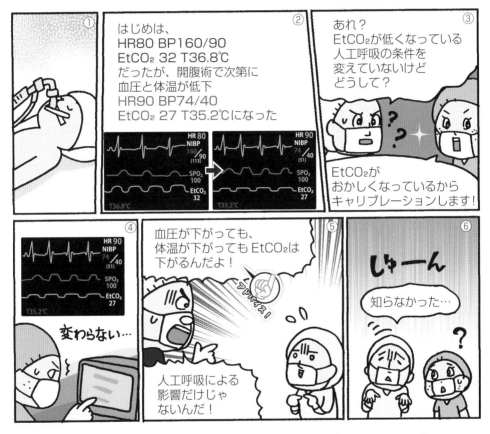

① はじめは、
HR80 BP160/90
EtCO₂ 32 T36.8℃
だったが、開腹術で次第に
血圧と体温が低下
HR90 BP74/40
EtCO₂ 27 T35.2℃になった

③ あれ？
EtCO₂が低くなっている
人工呼吸の条件を
変えていないけど
どうして？

EtCO₂が
おかしくなっているから
キャリブレーションします！

④ 変わらない…

⑤ 血圧が下がっても、
体温が下がってもEtCO₂は
下がるんだよ！

人工呼吸による
影響だけじゃ
ないんだ！

⑥ しゅーん
知らなかった…

---- 何がダメだったの!? さぬちゃん先生のワンポイントアドバイス ----

全身麻酔中の人工呼吸の条件を変えていないのに EtCO₂ がかなり下がってきた。たけるとみずきは、モニターのキャリブレーション不良を疑ったが、その理由は違っていた。呼気の CO₂ は、低体温では組織での産生が減少するため、低血圧では肺血流が少なくなり、肺まで運ばれる CO₂ 量が減るため、EtCO₂ は減少する。人工呼吸器の条件を変更しなくても EtCO₂ は変化する。決して肺の機能が悪くなったわけではない。EtCO₂ の数値を見るときには血圧や心拍出量、体温の変化にも注目しよう。

➡ EtCO₂ が変化するのはなぜ？　くわしく見ていこう！

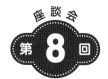

EtCO₂ は、単なる換気モニターではない！

「カプノメータの換気モニタリングだけにとどまらない、活用方法」

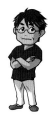

さぬちゃん 人工呼吸器の換気条件を変えていないのに、EtCO₂ が下がっているのは、"モニターのキャリブレーションがずれている" とたける先生とみずきさんは思い込んでいましたね。

かすみ はい。体温低下でも CO₂ 産生が減少するので EtCO₂ は低い値になります。

さぬちゃん 人工呼吸器の換気条件を変えていないのに、EtCO₂ が変化するのは、肺での換気以外の部分で変化があったと考えるのです。

はじめ EtCO₂ は、換気のみを監視するモニターではないのですよ。**換気と循環と代謝のモニター**なんですよ。

かすみ ふだんは、EtCO₂ は、呼気中の CO₂ をモニターすることで、換気のモニターとして使われていますよね。

さぬちゃん EtCO₂ が変化したときは、換気に問題があるのか、それ以外に問題があるのかを考えることが必要です（表1）。

すみれ 呼吸以外の変化が見られるのは、機器の異常＝テクニカルを除けば、循環と代謝の異常ですね。

さくら 以前はじめ先生が、人工呼吸器の条件を変えていないのに EtCO₂ が上がってきたとき、「心拍出量が上がっている」と言っていたことがありました。血圧をみるとちょっと前の血圧より上昇していました。「EtCO₂ で循環状態の変化がわかるなんてスゴイ」と思っていました。このことだったんですね。

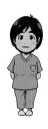

はじめ EtCO₂ は、換気条件を変えなければ、EtCO₂ の上昇は心拍出量に比例することがわかっています（図1）。

さぬちゃん そうですね。血圧が下がったとき、EtCO₂ が下がってきていれば心拍出量が低下しているので、血圧低下は本物だという確信があります。

はづき そういえば、はじめ先生が ICU で血圧が下がっていたとき、「EtCO₂ はいくらになってる？」と尋ねてきたことがありました。なんでそんなことを聞くんだろうと思いましたが、その理由が今、わかりました。

表1 EtCO₂ 異常を引き起こす原因 （文献 1 より引用改変）

原因	増加	減少
呼吸	• 低換気 • COPD • 喘息	• 過換気 • 肺水腫 • 肺内シャント
循環	• 駆血解除 • CO_2 使用の腹腔鏡 • アシドーシス治療	• 麻酔導入時 • 肺塞栓 • ハイポボレミア • 心原性ショック • 出血性ショック • 心内シャント
代謝	• 麻酔覚醒（シバリング） • 悪性高熱症、悪性症候群 • 甲状腺クリーゼ • 重症敗血症	• 低体温 • 代謝性アシドーシス
テクニカル	• CO_2 吸収剤の消費 • モニターの汚れ	• 接続不良 • サンプリングチューブ閉塞

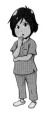

かすみ EtCO₂ は、すごいですね！

すみれ ほかに EtCO₂ でわからないのは、気管挿管もしていないのに酸素のフェイスマスクにサンプリングチューブの先を入れてモニターするときのことです。局所麻酔の手術で鎮静のときの使い方です。

はじめ これですか（図2、3）。

すみれ そうです。

はじめ 非挿管で鎮静したときに、呼吸が小さくなるのか、気道が通っているのか、呼吸は規則的かをみるために EtCO₂ をモニターしています。気道が通っていれば、CO₂ が出てきますが、気道が閉塞すれば CO₂ は出てきません。規則的かどうかもわかります。呼吸数もわかります。もう1つ、呼吸が大きければ CO₂ が多く出てくるので高い値になります。小さければ低い値になるので、呼吸の大きさもわかるかもです。

はづき そうなんですね。知りませんでした。呼吸数をみているだけかと思い

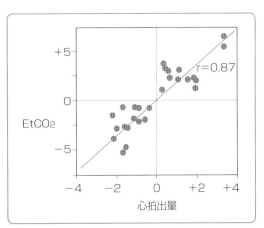

図1 EtCO₂ は心拍出量に比例する
（文献 2 より引用改変）

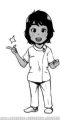

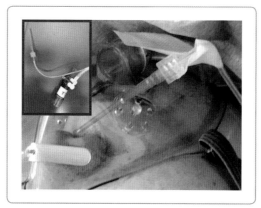

図2 酸素マスクにサンプリングチューブの先を
入れてモニターする

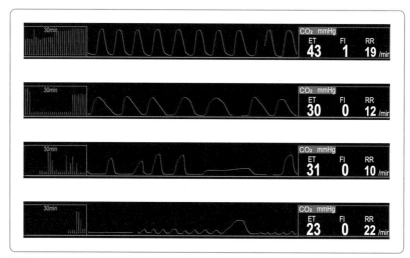

図3 $EtCO_2$ の波形からわかること

ました。

はじめ　図3のいちばん下は呼吸数（RR）が22回と出ていますけど、本当
　　　　は画面に1回しか出ていない。小さいのは、心尖拍動（心拍が伝わ
　　　　ってきたもの）だと思います。いちばん上は、しっかりした波形で、
　　　　19回 / 分の呼吸数ですから、これは呼吸数を信じてもいいかと思い
　　　　ます。いちばん下のものは、大きな波形は1回でその最高値（$EtCO_2$）
　　　　も23です。これは、サンプリングチューブに入ってくる呼気の流量
　　　　が少ないことを示しています。

はづき　ヘー、波形（$EtCO_2$値）の高低で、サンプリングチューブへの気流
　　　　が多いとか少ないとかわかるんですね。

さくら　はじめ先生スゴイー。

86

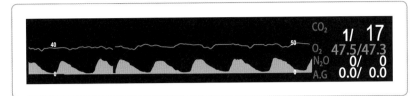

図4 酸素濃度もわかる

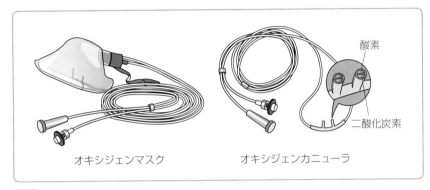

酸素

二酸化炭素

オキシジェンマスク　　　　　　　　　　オキシジェンカニューラ

図5 経鼻カニュラ

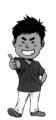

はじめ　それほどでも（てれてれ）
　　　　なんと、EtCO₂ モニターのサンプリングラインで、吸入している酸素濃度もわかることがあります（図4）！

かすみ　ホントですか？

はじめ　なんと、O_2 のところに出ているのは、吸気中の O_2/ 呼気中の O_2 で47.5%/47.3% となっています。これは、酸素マスクから47% 程度の酸素を吸入しているということですね。

さくら　はじめ先生スゴイ、スゴイ。

はじめ　そんなに褒めても、何も出ませんよ。

かすみ　カプノメータ使えますね。ところで、酸素を投与しながら EtCO₂ をモニターするには、マスクにサンプリングチューブが付いたものは売られていないのでしょうか。

はじめ　ありますよ。

はづき　前に ICU で使っていたやつですか？

はじめ　酸素マスクや経鼻カニュラにはじめから CO_2 サンプリングチューブがついているもので、経鼻カニュラでも酸素を投与しながら CO_2 サンプリングができます（図5）。

はづき　この経鼻カニュラは、酸素投与と二酸化炭素のサンプリングの管に、半分ずつ区切られていて二重構造になっています。

すみれ 局所麻酔の手術で鎮静するときに、使ってみたいです。

引用・参考文献

1) 讃岐美智義. "外呼吸と内呼吸をつなぐモニター". やさしくわかる麻酔科研修. 東京, 学研メディカル秀潤社, 2015, 133-6.
2) Gedeon, A. et al. Noninvasive cardiac output determined with a new method based on gas exchange measurements and carbon dioxide rebreathing：A study in animals/pigs. J Clin Monit. 8, 1992, 267-78.

EtCO$_2$ が下がるのはなぜ？

①人工呼吸器の設定変更（分時換気量が変化）

全身麻酔中のカプノメータで表示されるEtCO$_2$ は、人工呼吸器の設定を変えると、変化する。具体的には、分時換気量（MV；minute volume）を増加させると EtCO$_2$ は減少し、MV を減少させると EtCO$_2$ は増加する。つまり、EtCO$_2$ は、MV に反比例して変化する。

「MV=1 回換気量（VT；tidal volume）×呼吸回数（f；frequency）」なので、VT または f を増加させれば、EtCO$_2$ は減少する。図１は呼吸回数を増加させたときの例で、EtCO$_2$ は次第に減少する。

②人工呼吸の設定以外（分時換気量は一定）

では、人工呼吸器の設定を変更せずに、MV を一定に保った場合は、EtCO$_2$ はどのような要因で変化するのだろうか。考えておくべきことは、CO$_2$ は"どこで産生され"て、"何によって運搬され"、呼気から排出されるかということである（図２）。CO$_2$ は、"末梢組織の細胞内で産生され"て、"血液によって運搬され"、肺胞から呼出されるのである。これを理解しておけば、EtCO$_2$ が変化する要因はわかりやすい。

組織（細胞内）での産生が少なくなる低体温や細胞障害は、代謝障害によるもの。体血流が減少する心停止や心拍出量の低下、低血圧と、循環血液量や肺血流が減少する肺血栓や空気塞栓などの肺血流低下は、循環障害によるもの。無呼吸や気道閉塞、片肺換気、気管支痙攣、V/Q ミスマッチ（換気／血流不均等[*]）は、肺や気管支に原因がある障害によるもの。食道挿管、事故抜管、回路外れ、回路リーク、回路閉塞は、人工呼吸や人工呼吸回路による障害である。

[*] 換気／血流不均等：膨らんでいる肺胞には血流がなく、膨らんでいない肺胞に血流がある場合、肺胞と血液の間でのガス交換がうまくできなくなるため、EtCO$_2$ は減少する。SpO$_2$ が低下する可能性もある。換気／血流不均等は、無気肺や肺水腫、血管拡張薬、揮発性吸入麻酔薬などで起きる。

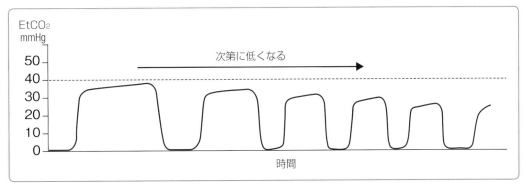

図1 1 回換気量を変更せずに、呼吸回数を増加させたら？

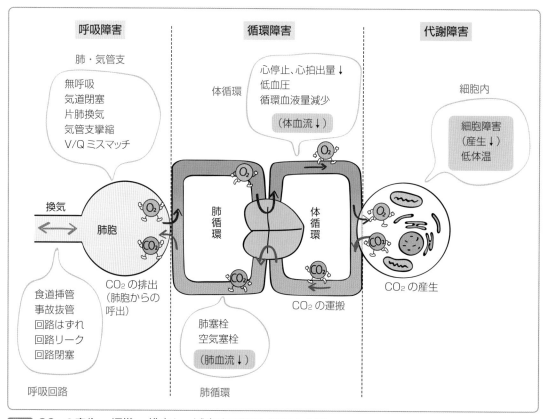

図2 CO_2 の産生―運搬―排出と、減少する要因（文献1参照）

（図中ラベル）

呼吸障害　循環障害　代謝障害

肺・気管支
無呼吸
気道閉塞
片肺換気
気管支攣縮
V/Q ミスマッチ

体循環
心停止、心拍出量↓
低血圧
循環血液量減少
（体血流↓）

細胞内
細胞障害
（産生↓）
低体温

換気　肺胞

CO_2 の排出
（肺胞からの
呼出）

肺循環　体循環

CO_2 の運搬

CO_2 の産生

食道挿管
事故抜管
回路はずれ
回路リーク
回路閉塞

呼吸回路

肺塞栓
空気塞栓
（肺血流↓）

肺循環

EtCO₂ は、呼吸障害によるもの、循環障害によるもの、代謝障害によるものにより減少する。

EtCO₂ が増加する原因は？

減少する原因とは逆に増加する原因についても、同じ観点から考えてみる（表1）。

呼吸の異常により EtCO₂ が増加するのは、分時換気量が減少したとき（低換気）や、COPD や喘息などで CO_2 が慢性的に蓄積する状態のときである。循環が原因となるのは、手術などで四肢や血管を駆血した後に解除する

と、末梢から蓄積していた CO_2 がもどってくることにより増加する場合である。また、腹腔鏡などで CO_2 を使用して気腹して CO_2 が血管内に吸収される場合や、アシドーシスの治療のためにメイロン®を投与すると、HCO_3^- が H_2O と CO_2 に分解され血管内で CO_2 が大量に増加する。代謝が原因となるのは、シバリングや悪性高熱症、甲状腺クリーゼ、重症敗血症などの末梢組織の代謝が異常亢進する状態で、CO_2 が大量に産生される場合である。

EtCO₂ の異常を引き起こす機器の要因

代謝や人工呼吸回路以外に、カプノメータ（機器）やその測定経路が要因で引き起こされ

表1 $EtCO_2$ 異常を引き起こす原因 （文献2より引用改変）

原因	増加	減少
代謝	• 麻酔覚醒（シバリング） • 悪性高熱症、悪性症候群 • 甲状腺クリーゼ • 重症敗血症	• 低体温 • 代謝性アシドーシス
循環	• 駆血解除 • CO_2 使用の腹腔鏡 • アシドーシス治療	• 麻酔導入時 • 肺塞栓 • ハイポボレミア • 心原性ショック • 出血性ショック • 心内シャント
呼吸	• 低換気 • COPD • 喘息	• 過換気 • 肺水腫 • 肺内シャント
テクニカル	• CO_2 吸収剤の消費 • モニターの汚れ	• 接続不良 • サンプリングチューブ閉塞

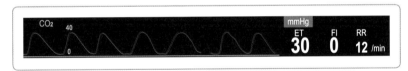

図3 $EtCO_2$ 波形がなまっている状態

る $EtCO_2$ の異常（**表1**のテクニカル）がある。$EtCO_2$ が増加する原因として、モニターの汚れ（センサーの汚れ）や麻酔器のソーダライムが CO_2 吸収能力を失って（CO_2 吸収剤の消費）、CO_2 を再呼吸すれば $EtCO_2$ 増加の原因となる。

逆に、$EtCO_2$ が減少する原因は、サンプリングチューブやセンサーが外れかけた"いわゆ

る"接続不良の場合である。接続不良になるとサンプリングラインに規定量の CO_2 が入ってこないため、CO_2 が実際より少なく見積もられる。その際には、$EtCO_2$ 波形が通常の形（四角形）ではなく、なまった波形になることで気づく（**図3**）。

引用・参考文献

1) 讃岐美智義. "外呼吸と内呼吸をつなぐモニター". やさしくわかる麻酔科研修. 東京, 学研メディカル秀潤社, 2015, 133-6.
2) Kodali, BS. Capnography outside the operating rooms. Anesthesiology. 18（1）, 2013, 192-201.
3) Kodali, BS. Capnography. http://www.capnography.com/（2020年2月17日参照）
3) 片山勝之. "カプノメータ". 決定版！オペナースのための手術室モニタリング. 讃岐美智義編著. オペナーシング秋季増刊. 大阪, メディカ出版, 2016, 144-46.
4) "カプノメータ". 前掲書3）, 171-6.
5) "カプノメータ". 前掲書3）, 215-6.

ココだけは押さえる！ 第8話のおさらい

❶ $EtCO_2$ は過換気（呼吸数や1回換気量の増加）になれば減少し、低換気（呼吸数や1回換気量の減少）になれば増加する。

❷ $EtCO_2$ が減少する要因は、換気の問題だけではなく、循環、代謝、テクニカル要因を考える必要がある。

❸ 循環の要因として、体循環の障害（心停止や心拍出量の低下、低血圧、循環血液量減少）や肺循環の障害（肺血流が減少する肺血栓や肺塞栓などの肺血流減少）がある。

❹ 代謝の要因として、組織（細胞内）での CO_2 産生が少なくなる低体温や細胞障害がある。

❺ 呼吸の要因として、無呼吸や気道閉塞、片肺換気、気管支痙攣、V/Q ミスマッチ（換気／血流不均等）など肺や気管支に原因がある障害や、食道挿管、事故抜管、回路外れ、回路リーク、回路閉塞など、人工呼吸や人工呼吸回路による障害にも注意する。

❻ テクニカル要因として、サンプリングチューブやセンサーが外れかけた接続不良の場合がある。接続不良になるとサンプリングラインに規定量の CO_2 が入ってこないため、$EtCO_2$ 波形が、通常の形ではなく、なまった波形になる。

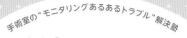

第 **9** 話

処理脳波モニターのセンサーは どこに貼るの？
〜センサーの貼付部位には理由がある！〜

新人オペナースみずきと研修医はじめの
モニタートラブル ドキドキ事件簿

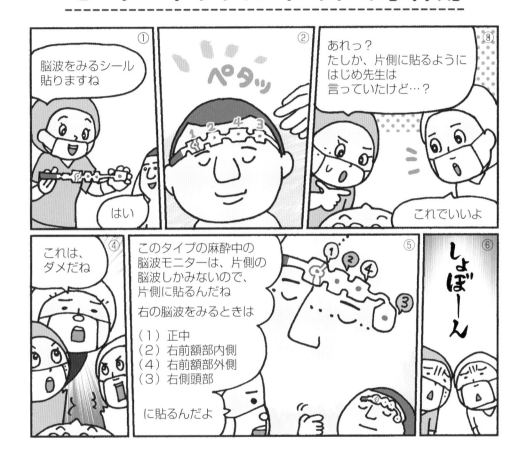

① 脳波をみるシール貼りますね

はい

② ペタッ

③ あれっ？
たしか、片側に貼るように
はじめ先生は
言っていたけど…？

これでいいよ

④ これは、ダメだね

このタイプの麻酔中の脳波モニターは、片側の脳波しかみないので、片側に貼るんだね

右の脳波をみるときは

（1）正中
（2）右前額部内側
（4）右前額部外側
（3）右側頭部

に貼るんだよ

⑤

⑥ しょぼーん

---- **何がダメだったの!? さぬちゃん先生のワンポイントアドバイス** ----

BISモニターなどの術中の麻酔深度モニターは、"処理脳波モニター"とよばれる。脳波をもとに、鎮静評価の数値（BIS値）を表示する。通常のBISモニターは、両側の脳波をモニターするものではなく、右前頭部または左前頭部に貼付しなければ有効ではない。貼付した部位の脳波波形に基づき、BIS値を表示するからである。SedLine®という両側脳波モニターもあるが、センサー貼布部位は6カ所ある。

➡ BISモニターはどこにどう貼る？　くわしく見ていこう！

座談会
第**9**回

好きなところに貼っていい？ 脳波センサーは絆創膏ではないが……

「処理脳波モニターの電極の貼付位置と脳波のカンケイ」
「片側タイプと両側タイプの違い」

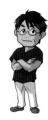

さぬちゃん たける先生は、BIS モニターの電極（BIS センサー）を、前額の左右をまたいで貼付していて、はじめ先生に間違いを指摘されていましたね。

かすみ はい。いつも、左右にまたいで貼っていました。

はじめ 研修医じゃなくても、左右にまたいで貼っている先生がいますね。BIS センサーの貼り方をよくわかっていないのではないかと思います。

かすみ 心電図の電極の貼り方はうるさいのに、BIS モニターはテキトーなのはいかがかと思いますけど……。

さぬちゃん そうですね。心電図は誘導が違うと、波形が違いますね。それと同じで、BIS などの脳波も、センサーを貼り付ける部位が違うと波形が違うんですよ。

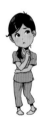

電極は、脳の外側からその部分に穴をあけて中を覗いているイメージなんです。脳波はきわめて微弱なので、言ってみれば体育館の天井の穴から、床で動いている蟻の様子をとらえるようなものです。ですから、見る位置が変わると脳の活動が違ってもよくわからないことがありますよね。特に左右にまたがって貼ると、電極の位置が少しずれるだけでなく、左右の脳波が混ざり合って変化をとらえにくくなるんですよ。

すみれ 通常の脳波検査は、電極を頭のいたる所に着けるけど、どうして BIS モニターは前額部だけでいいんですか？

さぬちゃん 全身麻酔中には、前額部にムー●ンのニョロニョロのような形をした、小さくなったり大きくなったりする、特徴的な背の高い波が連続した「睡眠紡錘波」という脳波が出やすいんですよ（図1）。はじめ先生、続きをお願いします。

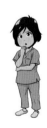

はじめ はい。ニョロニョロは、α波という波です。目をつむって、落ち着くとα波が出るなんて言いますよね。α波は、目をつむると前頭部じゃなくて後頭部に出ているんです。全身麻酔で脳が深く眠ると、α波が後頭部から前方に移動してきて前頭部のほうに出るようになるんで

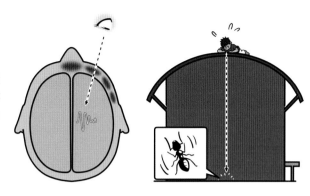

BIS センサーの貼付位置から脳波を見るのは、体育館の天井から床にいるアリを見るようなもの！

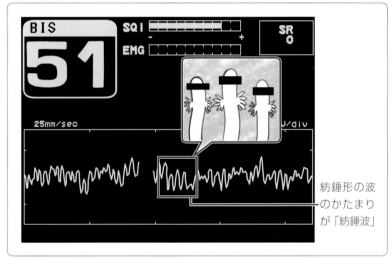

紡錘形の波のかたまりが「紡錘波」

図1 睡眠紡錘波

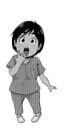

す[1]。

さくら　なるほど。全身麻酔をしたときの波形がわかりやすいので、BIS モニターは全身麻酔のために作られたんですね。

かすみ　なるほど。これが、さぬちゃん先生がよく言っている"ニョロニョロ"ですね。

すみれ　ニョロニョロ！

はづき　ニョロニョロ！わかりやすい。

さぬちゃん　そうだね。α波はニョロニョロですね。睡眠が深くなってα波が前頭部に出てくると、「睡眠紡錘波」とよばれる特徴的な連続した波になって現れるんですね。右と左の脳は別々の波を出していると考えられるので、左右にセンサーを貼るとお互いに干渉してしまって、よい形のニョロニョロは出ない可能性があるんです。

はづき　なるほど。それは悲しいですね。脳波センサーは、絆創膏ではないで

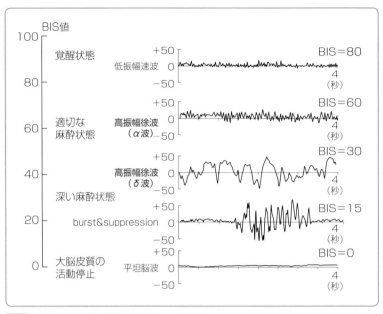

図2 BIS 値と脳波波形（文献 2 より転載）

（図中）

BIS値

100 覚醒状態 低振幅速波 +50 0 −50 4（秒） BIS＝80

80

60 適切な麻酔状態 高振幅徐波（α波）+50 0 −50 4（秒） BIS＝60

40 深い麻酔状態 高振幅徐波（δ波）+50 0 −50 4（秒） BIS＝30

20 burst&suppression +50 0 −50 4（秒） BIS＝15

0 大脳皮質の活動停止 平坦脳波 +50 0 −50 4（秒） BIS＝0

すね。好きなところに貼っていいというのものではないですね。

はじめ 「脳波センサーは、絆創膏ではない！」これは名言ですよ。

さくら そっかー。

かすみ 左右にまたがって貼っている人に贈りたいセリフですね！

さぬちゃん そだね〜。

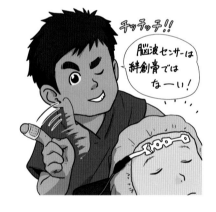

すみれ ところで、以前はじめ先生が、麻酔が深くなると脳波が出なくなるって言ってたような気がするんですが……

はじめ はい。それは、麻酔がすごく深くなったら、という話ですね。

すみれ そう、それそれ。

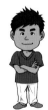

はじめ 脳波は、**適度な麻酔の深さだと、ゆっくりとした背の高い波（ニョロニョロ）になるのですが、さらに深くなるとゆっくりとした背の低い波に変化してきます。それが、さらに深くなると平坦脳波になります。**

さぬちゃん そうだね。脳波の背の高さ（振幅）のみを見ると、「覚醒時：低い」→「麻酔時：高い」→「深麻酔時：低い」のように変化します（図2）。脳波1つずつの波の幅を見ると、「覚醒時：速波」→「麻酔時：徐波」→「深麻酔時：平坦」に変化しています。

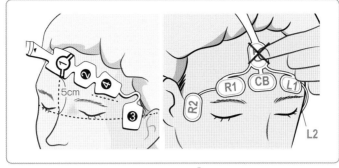

図3 BIS センサー（左）と SedLine®センサー（右）の貼付位置

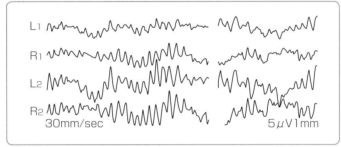

図4 SedLine®の脳波波形

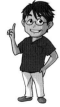
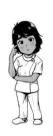

はづき　BIS モニターはセンサーを片側に貼るけれど、SedLine®モニターはセンサーを両側に貼りますよね。これは、どんな違いがあるのですか。

さぬちゃん　いい質問だね。はじめ先生、説明して。

はじめ　SedLine®センサは、両側の前額にセンサーを貼り付けることで、脳の左右差をモニターできたり、BIS のように片側 2 チャンネル（2 カ所モニター）ではなく、4 チャンネルとモニター箇所を増やして信頼度を上げようと考えて作られたんだと思いますよ（図 3）。

さぬちゃん　SedLine®は右に R1 と R2、左に L1 と L2 を貼付する。R1 と L1、R2 と L2 は、左右対称の位置に貼り付けられる。脳波波形は、上段が L1・R1、下段が L2・R2 の順で表示されている（図 4）。左右対称の波形を見比べると、形は似ているが、波が高くなる位置（横軸＝時間）が少しずつ違っていたり、同じ時間（横軸）を見ても波の形が全く異なっていたりする。

片側の脳波をモニタリングして BIS 値を表示する BIS センサーを両側に貼ると、異なる左右の波形が混ざり合ったものを見ていることになる。波形が打ち消しあったり増幅されたりして、本来の脳波波形が拾いにくくなる。

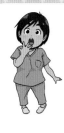

さくら　えっ。それは困ります。

はづき　困る！

すみれ　えー。モニターが役に立たないかも。

かすみ　せっかくのモニターが活用できていませんね。

はじめ　そうなんですよ。もともと脳波は、心電図よりも複雑な波形で、百変化しますから、読みにくくなるのはイヤですよ。だから、BIS モニターは左右にまたがないで貼ってほしいです。

さぬちゃん　そうですね。BIS センサーは**片側に収まるのなら**、位置を少しずらしたり、反対向きに貼ったりするのは許容できますが、左右の脳半球をまたいで貼るのはダメですね。

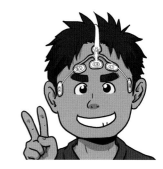

はじめ　両側の BIS センサーというのもありますが、これは SedLine® センサーと同じで、両側の決まった位置に貼ることしかないできないですね。こんなかんじ v（＾ o ＾）

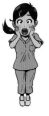

かすみ　はじめ先生のおちゃめー。

さくら　ウケねらいですね。

はじめ　えへへ。

さぬちゃん　両側センサーなら、誰がやってもセンサーを貼る位置を間違えそうにないですね。

かすみ　「脳波センサーは絆創膏ではない！」ですね。

引用・参考文献

1) Purdon, PL. et al. Electroencephalogram signatures of loss and recovery of consciousness from propofol. Proc Natl Acad Sci USA. 110 (12), 2013, E1142-51.

2) 山中寛男ほか. 麻酔脳波モニターを理解しよう：BIS モニターの原理と限界. LiSA. 12 (11), 2005, 1168-76.

処理脳波モニターとは

BIS モニターなどの術中の麻酔深度モニターは、脳波波形を元に、鎮静評価の数値（BIS 値）を表示するしくみになっており、"処理脳波モニター" とよばれている。わが国では、BIS モニタ（コヴィディエンジャパン社）のほか、エントロピー（GE ヘルスケア・ジャパン社）、SedLine®（マシモジャパン社）が発売されており、鎮痛・鎮静・筋弛緩を別々の薬剤を使用して麻酔を組み立てる現代の全身麻酔では、鎮静度を監視するために必要不可欠なモニターである。

1 BIS モニタ（図1）

BIS モニタには、BIS 値、SR 値、EMG、SQI が数値として表示される。EEG には脳波波形が表示される。BIS 値は麻酔深度（鎮静度）の指標で、適切な全身麻酔状態であれば40〜60になる（表1）。SR 値は、直近60秒間で脳波波形が出なかった割合（％）を表示する。通常は0で、脳波が60秒間ずっと平坦な場合には100％となる。EMG は筋電図の強度を表示し、SQI は脳は信号の強度（信号の信頼性）を表示する。SQI が低下していると BIS 値は不正確である。

2 エントロピー（図2）

エントロピーモニターには、RE 値、SE 値、BSR 値が数値として表示される。RE 値は0.8〜47Hz、SE 値は0.8〜32Hz までの脳波を数値化して表示している（表2）。BIS 値に相当するのは SE 値で、RE－SE が混入したノイズや筋電図と考えればよい。RE－SE は鎮痛が不十分だと大きく乖離する。BSR 値は、BIS モニターの SR 値と同じである。

3 SedLine®（図3）

SedLine® モニターは、PSI 値、SR 値、EEG、EMG、SEF90、ARTF、DSA が表示される。BIS 値に相当するのは PSI 値で、適切な全身麻酔状態であれば25〜50になる（表3）。SR 値は、BIS モニター同様、直近60秒間で脳波波形が出なかった割合（％）を表示する。通常は

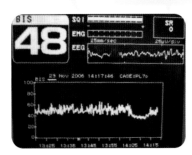

EMG：筋電図
EEG：脳波波形
SQI：Signal Quality Index（信号の信頼性）
SR：supression ratio（直近60秒間で脳波波形が出なかった割合〔％〕）

表1 BIS 値と臨床状態

BIS 値	状　態
100	完全覚醒
80〜90	覚醒の可能性あり
70〜80	強い侵害刺激に反応
60〜70	浅麻酔、健忘
40〜60	中等度麻酔、意識なし
<40	深い麻酔状態
0	平坦脳波

図1 BIS モニタ

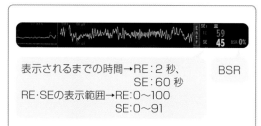

表示されるまでの時間→RE：2 秒、
　　　　　　　　　　SE：60 秒
RE・SEの表示範囲→RE：0～100
　　　　　　　　　　SE：0～91

BSR

表2 RE・SE 値と臨床状態

	周波数
RE 値	0.8 ～ 47Hz
SE 値	0.8 ～ 32Hz
BSR 値	SR 値とおなじ
RE－SE	5 以上で、鎮痛不十分

- RE・SE値の推奨範囲は40～55Hz
- REは筋電図成分を含んだ値
- RE・SE値はBIS 値より数値変動が大きい

図2 エントロピー

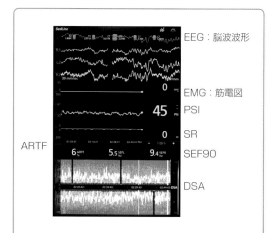

EEG：脳波波形
EMG：筋電図
PSI
SR
SEF90
DSA
ARTF

表3 PSI 値と臨床状態

PSI 値	状　態
＞50	軽い鎮静 / 麻酔レベル（覚醒の可能性）
25 ～ 50	全身麻酔 / 鎮静至適レベル
＜25	深麻酔状態（覚醒・回復遅延の可能性）

図3 SedLine®

0 で、脳波が 60 秒間ずっと平坦な場合には100% となる。EMG は筋電図の強度を表示し、ARTF はアーチファクトの強度を表示する。DSA という周波数別のスペクトログラムを表示できるため、どの周波数の脳波成分が含まれているかがわかる。SedLine®は、左右の脳波をモニターできる。

処理脳波モニターのセンサーは、どこに装着するの？

1　BIS センサ（図 4）

　BIS センサの①番は左右の脳の真ん中（前頭部の中央かつ鼻梁から約 5cm 上の位置）に貼付する。④番の部分を眉のすぐ上に、③番の部分を目尻と生え際の間のこめかみの位置に貼付すると、②は自然に位置が決まる。

2　エントロピーセンサ（図 5）

　①番の部分を前頭部の中央かつ鼻から約4cm 上の位置に貼り付け、③番の部分を目尻と生え際の間のこめかみの位置に貼付すると②番の位置は自然に決まる。

　これらは、両側の脳波ではなく片側（右または左）の前額部の脳波をモニターして BIS 値を算出するしくみになっているため、「ドキドキ事件簿」（p.93）のみずきのように両側にまたがって貼付するものではない。

　しかし、最近は、SedLine®（センサが両側

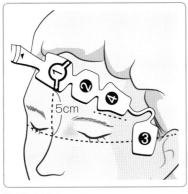

図4 BISセンサ

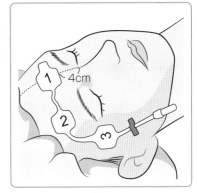

図5 エントロピーセンサ

片側センサ	両側センサ
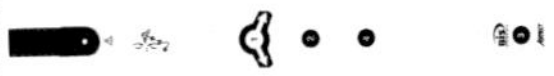 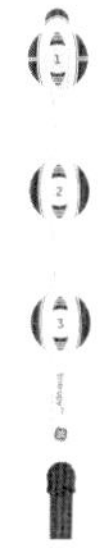 BIS™ クワトロセンサ（画像提供：日本光電工業株式会社）　　エントロピーセンサ（画像提供：GEヘルスケア・ジャパン株式会社）	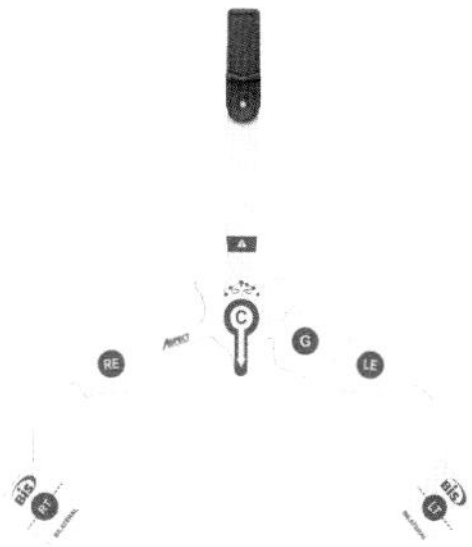 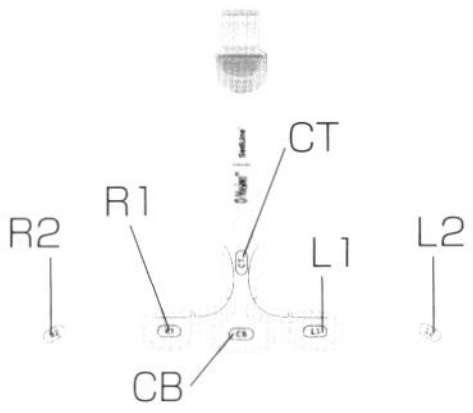 BIS™ バイラテラルセンサ（画像提供：日本光電工業株式会社）　　RD SedLine® EEGセンサ（画像提供：マシモジャパン株式会社）

図6 BISセンサの種類

で6カ所）や両側BISセンサ（従来の機種とは違う両側専用BISモニタ〔BIS™ バイラテラルセンサ〕）が発売されており、これらは、左右の前額部にまたがって貼付するような構造になっている（図6）。

3 SedLine®センサ

SedLine®センサは、CT/CB部分を眉間に装着し、L1、R1をそれぞれ左右の眉毛の直上、L2、R2をそれぞれこめかみに貼付する。これ

だと、貼り付ける位置が想像できるため貼り付け間違いは起こしにくい！

センサを貼付したら、真ん中をいきなり押す？

センサを貼り付けるときには、①皮膚をアルコールで拭き、乾燥させる、②センサの周りの部分を、しっかり押さえつけて貼付する、

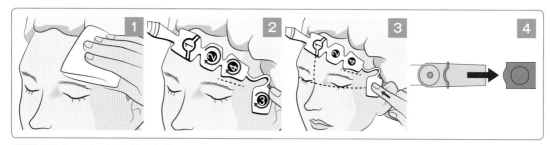

図7 BISセンサの貼り付けかた

①皮膚をアルコールで拭き、乾燥させる、②センサの周りの部分を、しっかり押さえつけて貼付する、③各センサの真ん中を5秒ずつ押さえつける、④センサケーブルを接続する。

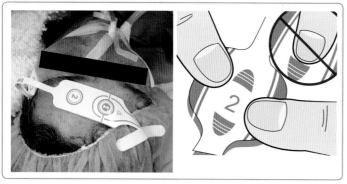

図8 エントロピーセンサの貼り付けかた

センサの真ん中を押さえるのは禁止！

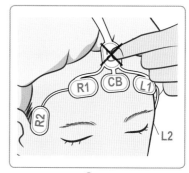

図9 SedLine®センサの貼り付けかた

センサの真ん中を押さえるのは禁止！

③BISセンサでは、各センサの真ん中を5秒ずつ押さえつける（ただしエントロピーやSedLine®ではセンサの真ん中を押してはいけない）、④センサケーブルを接続する（図7）。

注意！ エントロピーセンサやSedLine®センサは真ん中を押さえつけてはいけない。周りをしっかり貼り付けるだけである（図8、9）！

処理脳波モニターはなぜ、前額部に貼付するの？

処理脳波モニターは、なぜこんなに貼付位置にうるさいのか。それを考えるには、脳波検査のときの電極の位置とそのときの正常脳波の波形（図10）、すなわち、国際10-20法（図11）に処理脳波の電極番号を合わせると理解できる。国際10-20法では、頭文字がFは前頭部、Cは中心部、Tは側頭部、Pは頭頂部、Oは後頭部を示している。一方、正常脳波のそれぞれの部位が相当する部分の脳波は、頭文字が同じものどうしは似ている。処理脳波で見ているのは、国際10-20法のF_{P1}、F_{P2}、F_7、F_8の位置の脳波に相当する。つまり、逆の視点から見れば、**処理脳波では前頭部の脳波のみから、BIS**

処理脳波モニターのセンサーはどこに貼るの？ ～センサーの貼付部位には理由がある！～

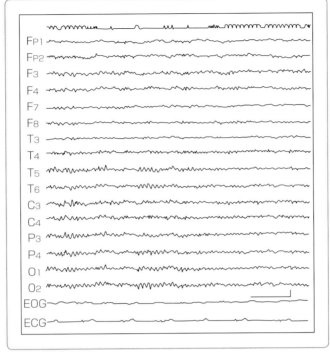

図10 各貼付部位の正常脳波

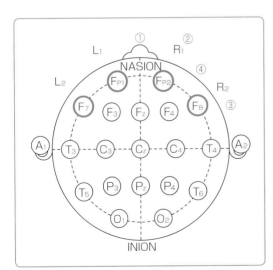

図11 国際 10-20 法と処理脳波センサ貼付部位

① ～ ④ は BIS モ ニ ター、R_1、R_2、L_1、L_2 は SedLine®モニターのセンサ貼布部位を示す。

値、RE/SE 値、PSI 値を決めていると考えられる。いずれにしろ、前頭部に開けた小さな穴から前頭部の脳活動を覗いているようなものである。覚醒状態では α 波（10Hz 前後の成分）は後頭部に優位に多いが、麻酔深度が適切な状態になると α 波成分は前頭部に優位に多くなることが知られている。

引用・参考文献

1) BIS クワトロセンサ添付文書. コヴィディエンジャパン. https://www.info.pmda.go.jp/downfiles/md/PDF/610015/610015_13B1X00069AS005A_A_06_08.pdf（2020 年 2 月 17 日閲覧）
2) BIS バイラテラルセンサ添付文書. コヴィディエンジャパン. https://www.info.pmda.go.jp/downfiles/md/PDF/610015/610015_13B1X00069AS006A_A_01_03.pdf（2020 年 2 月 17 日閲覧）
3) 讃岐美智義. 麻酔科研修チェックノート. 改定第 6 版. 東京, 羊土社, 2018, 136-42.
4) 上山博史. "【事前学習】覚えておきたいモニタリング基礎知識：処理脳波（BIS モニターなど）". 決定版！ オペナースのための手術室モニタリング. 讃岐美智義編著. オペナーシング秋季増刊. 大阪, メディカ出版, 2016, 43-7.
5) 上山博史. "【麻酔導入前】モニターを装着してモニタリング開始：処理脳波 BIS モニターなど". 前掲書 4）, 102-4.

ココだけは押さえる！ 第 9 話のおさらい

❶処理脳波モニターとしては、BIS、エントロピー、SedLine$^®$が利用できる。

❷BIS モニターやエントロピーのセンサは、片側の前頭部に番号を正しい位置に装着し、左右の脳にまたがって貼付しない。

❸電極を貼付する前に、貼り付け部の皮膚をアルコールで拭き、乾いた布で拭き取り乾燥させる。

❹電極の周りの部分を皮膚に貼り付けた後、BIS センサでは電極の真ん中を 5 秒以上強く押さえつけるが、エントロピーや SedLine$^®$のセンサは電極の真ん中部分を決して押さえつけてはいけない。

❺電極の貼付位置は、前頭部の脳波をモニタリングできる位置に装着する。側頭部や後頭部など別の位置に装着した場合には、判断に注意を要する。

 処理脳波モニターは深麻酔回避にも役立つ！

～なにー！全身麻酔中に脳波がまっすぐになった⁉～

新人オペナースみずきと研修医はじめの
モニタートラブル ドキドキ事件簿

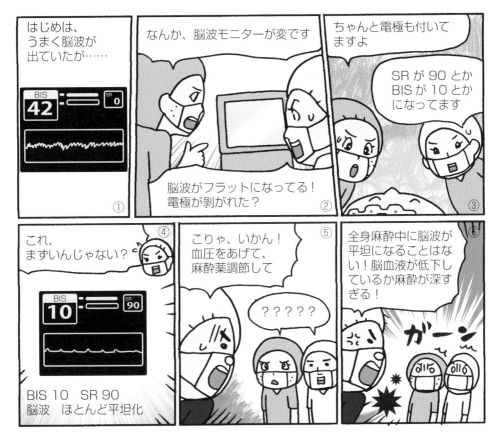

① はじめは、うまく脳波が出ていたが……
BIS 42 SR 0

② なんか、脳波モニターが変です
脳波がフラットになってる！電極が剥がれた？

③ ちゃんと電極も付いてますよ
SR が 90 とか BIS が 10 とかになってます

④ これ、まずいんじゃない？
BIS 10 SR 90
BIS 10 SR 90
脳波 ほとんど平坦化

⑤ こりゃ、いかん！血圧をあげて、麻酔薬調節して
？？？？？

⑥ 全身麻酔中に脳波が平坦になることはない！脳血液が低下しているか麻酔が深すぎる！
ガーン

──── 何がダメだったの⁉ さぬちゃん先生のワンポイントアドバイス ────

全身麻酔中に BIS 値が 10 となり、SR（直近 1 分間の脳波が平坦になった割合%）が 90%になった。脳波波形は平坦となり、心電図波形が混入している。BIS 値は 10 であるが、これは心電図波形の混入によるアーチファクトによるもので、本当の BIS 値は 0 である。SR は 90%だが、心電図波形を脳波と誤認識しているため、事実上は SR100%である。全身麻酔中に脳波波形が平坦になることは、麻酔が深すぎることや別の原因で大脳が全く反応していない状態を示す。BIS 値は、高いだけでなく低すぎる場合にも問題がある。

➡ BIS 値が低くなるのはどんなとき？　くわしく見ていこう！

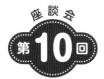

麻酔科医の実は…
Dr. さぬきが
こっそり聞き出す**ホンネ**

座談会
第**10**回

BIS モニターはどうやって数値を決めている？

「BIS 値と麻酔深度の関係」
「BIS モニターと脳波から何がわかるか」

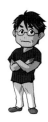

さぬちゃん BIS 値が低すぎても、何も行動を起こさないたける先生を、はじめ先生が叱っていましたね。

かすみ はい。たける先生は、BIS モニターは、低い数値をキープしていればいいといつも言っていました。

さぬちゃん BIS 値の全身麻酔中の適正値は知っていますよね。

さくら 40 ～ 60 です。たける先生も知っていると思います。私に教えてくれましたから。

はじめ たけるのやつ、BIS モニターを見ていないんですよ。血圧が上がったり下がったりすることには敏感に反応するのに、BIS 値が変化したり、脳波波形が変化しても気づかないから、麻酔が浅くなって、よくバッキングする。それはダメだといつも言っているんですが……なんだかなぁ～。

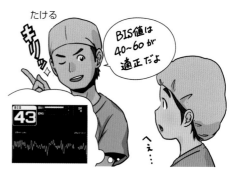

たける

BIS値は 40～60 が 適正だよ

へぇ…

かすみ 普段は、BIS モニターは、術中覚醒を予防するために使われていますよね。

さぬちゃん BIS モニターの役割は、それだけじゃないんだ。はじめ先生、説明してあげて。

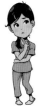

はじめ はい。術中覚醒の予防だけではなくて、覚醒遅延や術後せん妄を予防するためにも術中の処理脳波モニター（BIS モニター）は使われます。術中にずっと同じ速度で麻酔薬を投与すると、麻酔は浅すぎたり深すぎたりします。麻酔深度が浅いか深いかというのは、血圧や脈拍の変化だけじゃなく、処理脳波も指標として判断する必要があります。

さくら 血圧や脈拍だけでは麻酔深度のモニタリングは難しいのですか？？

はじめ そうですね。血圧や脈拍が落ち着いていれば、脳の活動は見ていなくていいかな？ 脳波が簡単にモニタリングできなかった時代は、それ

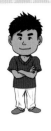

でも仕方なかった。体動や心拍数上昇などの患者の原始的な変化ぐらいしか、モニタリングする方法がなかったからね。処理脳波モニターが登場してからは、脳の活動を見ることの大切さがわかってきたんだ。脳が反応していないのに、心臓や血管だけが反応している場合もありますね。血圧や心拍数が上昇すれば、すべて麻酔が浅いということはできませんね。褐色細胞腫や甲状腺機能亢進症、発熱などでは心拍数が速いことは麻酔が浅い証拠にはなりませんね。麻酔が安定しているのは、心拍変動が少ないかどうかでしかわかりません。

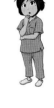

さくら　そっかー。

すみれ　じゃあ、BIS 値が上がったり下がったりするのは、麻酔が浅い証拠ですか。

はじめ　まあ、そうですね。

かすみ　たける先生ったら、血圧が上がると必ず麻酔薬を増やして、今度はずっと低血圧にしているんです。BIS 値もずっと低いんですよ。

はじめ　たけるのやつ、ビビりだから。

さくら　BIS 値が 20 とか、たける先生だと普通ですよ。

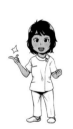

はじめ　深麻酔は術後のせん妄につながるので、BIS モニターなどの処理脳波で深麻酔にならないように監視するというのが求められているよ。

はづき　BIS 値が低いのがいけないんですか？　それとも、必要以上にたくさん麻酔薬を入れすぎるのがいけないんですか？

さぬちゃん　いい質問ですね。**BIS 値が低い**というのは、**必要以上に麻酔薬を入れている**という意味と、**低循環になっている**という 2 つの意味がありますね。いずれも、覚醒遅延につながる可能性がありますね。血圧だけでは判定が難しいので、BIS などの処理脳波を監視して気づくというのが、今のモニタリングなんです。

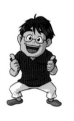

はづき　そうかー。脳活動が低くなりすぎるのは、麻酔しすぎということなんですね。

かすみ　BIS 値が高くなると麻酔が覚めてくるから、今度は必要以上に BIS を低くするというのはダメなんですね。

すみれ　そう考えると、よい麻酔は BIS 値が 40 〜 60 で安定しているのですね。

さくら　BIS が 20 とかが、ダメな理由がわかりました。今度、たける先生に言ってあげよう。

すみれ　BIS 値はどうやって決まるのですか？

はじめ　波形のデータベースをもっていて、それから数値を決めているんだ。

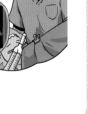

BIS値低くないですか？

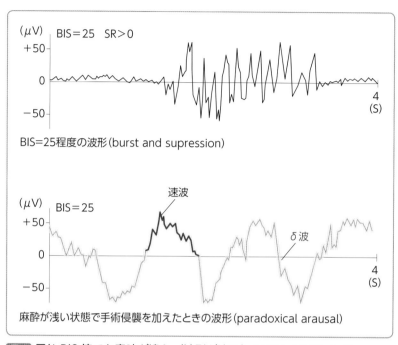

図1の上の図：

(μV) BIS＝25　SR＞0
+50
0
−50
4(S)

BIS＝25程度の波形（burst and supression）

(μV) BIS＝25
速波
+50
0
δ波
−50
4(S)

麻酔が浅い状態で手術侵襲を加えたときの波形（paradoxical arausal）

図1 同じ BIS 値でも意味が違う（波形が違う）（文献1を参考に作成）

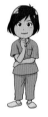

すみれ　では同じ BIS 値なら、同じ脳波波形になっているのですか？

はじめ　すみれさん、冴えていますね。

すみれ　違うのですか？

はじめ　**同じ BIS 値＝同じ波形ではない**んだ（図1）。もっというと、波形が違っても、同じ数値になることがあるんだ。速い波と遅い波が、混ざり合って違う波になっても、同じ数値を表示することはよくあるんだ。

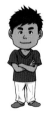

はじめ　図1の上の図は、たける先生がよく出している波形ですが、これはburst and suppression といって明らかに麻酔が深いことを表している。「burst」という激しい波の部分と「suppression」という平坦な波が混在しているものです。下の図は、麻酔が浅いときに手術侵襲を加えたときに出るものです（paradoxical arausal）。大きなδ波と速波の組み合わせになっています。同じ BIS＝25 ですが、状態がまったく異なります。数値だけ見るとダマされます。上の図は麻酔が深いと信用できますが、下の図は麻酔が浅い状態なのに BIS＝25 になってます。

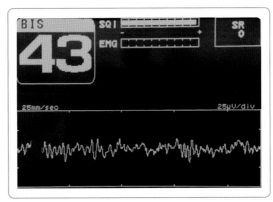

図2 電気メスで乱れた波形にもかかわらず、HR=67 と表示されている

図3 適正な麻酔状態にあるときに表示される典型
的な波形

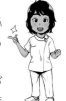

はづき　じゃあ、上の波形を見たときは麻酔が深いので、麻酔薬を減量する必
要があって、下の波形を見たときは麻酔が浅いので麻酔薬は増量する
必要があるのですね。

さぬちゃん　そうですね。だから、脳波の波形と数値を同時に見て判断する必要が
あります。たとえば心電図の波形は、電気メスで乱れると心拍数が読
めなくなりますね（図2）。この心電図波形で、心拍数が正しいと信
じますか？

はづき　信じませんね。

かすみ　脳波に興味が出てきました。

さくら　では、BIS 値が 40 〜 60 の波形はどんな波形だったらよいのですか？

はじめ　そうこなくちゃ！ ズバリこんな波形です（図3）。

さくら　特徴はなんですか？？

はじめ　第 9 話にも出てきたが、ムー●
ンのニョロニョロのような形をし
た「睡眠紡錘波」(p.94、95)
という背が高い脳波の集団がある
ことです。

かすみ　この形がキープできていること
が、麻酔が安定していることを示
すんですね。

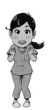

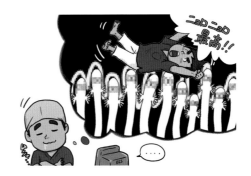

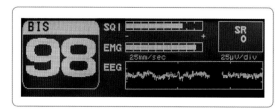

図4 覚醒時の速波

はじめ 　安定した麻酔では、この波形が出つづけることが重要で、平坦な脳波ではだめなんだ。脳は眠っていることが大事で、決して停止しているのではない。覚醒してくるのもいけない。覚醒傾向になると、背が低くて幅の狭い波（速波）になってくる（図4／p.113参照）。

さくら 　はじめ先生スゴイー。

はじめ 　それほどでも（てれてれ）。

かすみ 　麻酔は浅いのも深いのもダメですね。

はづき 　血圧と脈拍だけではなく、脳波も参考にしないといけないことがわかりました。

すみれ 　波形と数値（BIS値）が合っているかどうかが大事なんですね。

引用・参考文献

1）讃岐美智義．"麻酔薬は進化する：管理上の注意点は何か？"．やさしくわかる麻酔科研修．東京，学研メディカル秀潤社，2015，172．

2）讃岐美智義．"出血と輸血"．麻酔科研修チェックノート．改訂第6版．東京，羊土社，2018，168-73．

3）上山博史．"【事前学習】覚えておきたいモニタリング基礎知識：処理脳波（BISモニターなど）．"決定版！オペナースのための手術室モニタリング．讃岐美智義編著．オペナーシング秋季増刊．大阪，メディカ出版，2016，43-7．

4）Aldecoa, C. et al. European Society of Anaesthesiology evidence-based and consensus-based guideline on postoperative delirium. Eur J Anaesthesiol. 34（4），2017，192-214.

しっかりじっくりモニターばなし

脳波は何の活動を見ているのか？

脳波は、頭部表面に電極を貼付して微弱な大脳皮質の電気信号を増幅して記録したものである。したがって、脳波は大脳皮質の機能や状態に関連し、意識レベルなどの脳活動と連動して変化すると考えられる。脳活動が増加するほど周波数の高い波（速波）が増加し、活動が低下すると周波数の低い波（徐波）が増加する。脳波は、微少電流の増幅であるため一つの電極の検出対象範囲にある数百万個の神経細胞の電位変動の総和を検出していると考えられている。したがって、電極貼付部位によって脳波波形は異なる。

国際 10-20 法（p.103）とよばれる脳波電極の装着法では、21 個の電極を使用するが、近年の脳機能の解析研究では 64 個や 256 個の脳波電極を用いた脳波測定が行われる。しかし、全身麻酔中に用いる処理脳波モニターは前額部のみに 2 箇所（BIS モニター、エントロピー）や 4 箇所（SedLine®）に電極を貼付するだけでモニタリングしている。これは、全身麻酔によって現れる変化が前額部でとらえやすいことによる。

脳波はどのような形をしているのか？

脳波は波の速度によって α 波、β 波などのように名前がつけられている。速度とは、1 秒間に何個の波があるかという Hz（周波数）で表わす。Hz の数値が大きいほど速い波（速波）で、Hz が小さいほど遅い波（徐波）であるこ

とを意味している。β 波（13 〜 30Hz）が最も速い波で、δ 波（0.5 〜 4Hz）が最も遅い波である。α 波（8 〜 13Hz）と θ 波（4 〜 8Hz）がその中間の速度の波である。波の速さの順に α、β、δ、θ と並んでいないのは発見された順ではないかと考えられる。速波は 1 つずつの波の幅が狭く、徐波は波の幅が広いと覚える（図 1）。徐波は背が高く速波は背が低い。

全身麻酔をすると脳波はどのように変化するのか？

全身麻酔を行うと処理脳波の BIS 値は低下していく。全身麻酔をどんどん深くすると BIS 値が低下し、最終的には 0 になる可能性がある。そのとき、脳波は図 2 のように変化する。麻酔が深くなれば、速波から徐波になる。

1 つずつの脳波の幅に注目すれば、幅が狭い波から広い波になり、最後には平坦になる。振幅（波の高さ）はどうだろうか。速波のときには背が低い（低振幅）が、適正な麻酔の深さ（BIS 値が 40 〜 60）になると振幅は非常に大きい（高振幅）α 波や δ 波が出現する。そこからさらに麻酔が深くなる（BIS 値が小さくなる）と、背の低い波（低振幅）になり、最後には平坦波（BIS = 0）となり振幅はなくなる。

これを説明するためには、脳の活動が複数の細胞から形成されていることを考えればよい（図 3）。覚醒時や眠りが浅いときは、脳細胞はそれぞれがバラバラに活動している（同期していない）ため、波形を重ね合わせても、背が低く幅の狭い波が横に並んでいるが、ノンレム睡眠の第 2 相レベルぐらいになる（睡眠が深くな

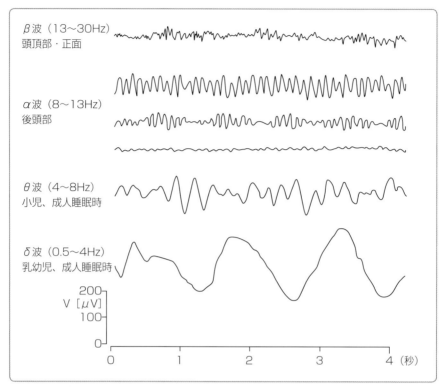

図1 脳波波形（β、α、θ、δ）（文献1より転載）

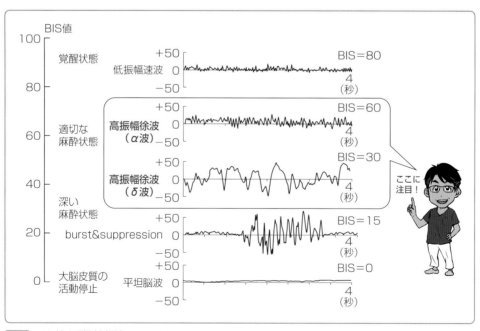

図2 BIS値と脳波波形（文献2より転載）

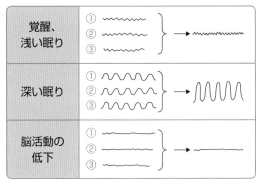

図3 眠りの深さに応じた処理脳波波形
（文献3より改変）

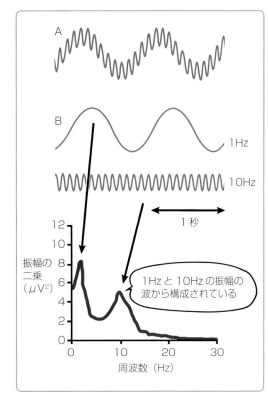

図4 脳波の構成 （文献4より転載）

る）と、個々の脳細胞の活動は同期してくる。そのバラバラな細胞の活動を重ね合わせると、背の高いゆっくりしたα波が記録される。さらに眠りが深くなれば、個々の細胞の活動が抑制されるため、活動電位が非常に低くなり波形は平坦になる。平坦な波はいくら重ね合わせても平坦である。したがって、背が高く幅の広い波が、前額部で全身麻酔中に安定して検出されれば、麻酔は適正な状態に保たれているとみてよい。筆者は、睡眠紡錘波を「ニョロニョロ」（ムー●ン谷の住人／p.94、95）とよび全身麻酔中の至適レベルの判定において重要視している。全身麻酔で至適な麻酔深度であるときの処理脳波のBIS値は40～60、エントロピー（GEヘルスケア・ジャパン社）のRE/SEは40～55、SedLine®（マシモジャパン社）のPSI値は25～50である。数値を見るときは脳波波形も一緒に観察し、数値相当の波形になっているかどうかを確認することが大切である。つまり、α波とδ波が混在している波形が見られるかどうかということである。

　図4に、脳波の構成を示した。全身麻酔中に至適レベルの脳波波形はAの形をしており、Bに示した1Hz（δ波）と10Hz（α波）が合

わさった形になっている。指のような小さな波と大きく揺らいだ波の混在である。

処理脳波モニターは全身麻酔開始前から装着する！

　処理脳波モニターは、全身麻酔の開始前から装着し、術中は術中覚醒の予見だけでなく、深麻酔を避けるために活用するのが大切である。かつては術中覚醒の発見を目的として使用されたが、術後せん妄の予防という観点から、現在では深麻酔を監視することが大切であるという考えも加わった。欧州麻酔科学会の「術後せん妄に関するガイドライン」でも、術中の脳波モニターによる深麻酔の監視が推奨されてい

る[5]。麻酔が浅すぎる・深すぎるというのは、術中だけではなく術後の患者状態にも影響する。

　では、術中覚醒は術中（手術の最中）に起きると考えてよいのだろうか。最近のイギリスの報告書（NAP5）[6]では、麻酔維持中よりもむしろ麻酔導入中に起きやすいことが指摘されている。全身麻酔の導入薬が十分ではない状態で覚醒する（している）か、麻酔導入薬と麻酔維持薬の切りかえ中に覚醒するのではないかと考えられている。また、麻酔覚醒時に術中覚醒を起こす場合があることも指摘されている。したがって、**全身麻酔前から処理脳波センサを装着し全身麻酔を開始することが推奨される。**また、脳波波形に見合ったBIS、RE/SE、PSI値になっていることを確認する。

BIS値が異常数値を表示する病態

　BIS値が異常に低下したり、波形と見合わない数値を表示する病態が多数報告[7, 8]されている。BISモニターに限らず、ほかの処理脳波モニターでも同様である。

　N₂O（亜酸化窒素）やケタミン、イソフルラ

表1 BIS値が変化する事象（文献7を参考に作成）

事象	BIS変化
N₂O、ケタミン、イソフルラン麻酔	逆方向のBIS変化
電気製品の干渉	BIS↑
臨床状態の悪化	BIS↓
異常心電図の干渉	BIS異常低値の場合
筋弛緩薬	BIS↓
筋電図の混入	BIS↑

ンでは、麻酔が深くなると逆に数値が上昇する。電気製品の影響でノイズが混入しBIS値が上昇する場合もある。低血糖・低循環・低血管内容量・低酸素・低体温・心停止ではBIS値が低下することが知られている。BIS値が異常に低くなると心電図が混入することや、筋弛緩薬を投与するとBIS値が低下するということも広く知られている（表1）。

　これらのことから、BIS値のみを妄信するのではなく、脳波波形も合わせて見る習慣をもつことが全身麻酔中の処理脳波判読には重要である。

引用・参考文献

1) Malmivuo, J and Plonsey, R. Bioelectromagnetism. Oxford, Oxford University Press, 1995, 373.

2) 山中寛男ほか. 麻酔脳波モニターを理解しよう：BISモニターの原理と限界. LiSA. 12 (11), 2005, 1168-76.

3) 讃岐美智義. "麻酔薬は進化する：管理上の注意点は何か". やさしくわかる！麻酔科研修. 東京, 学研メディカル秀潤社, 2015, 169.

4) 上山博史. 【事前学習】覚えておきたいモニターリング基礎知識：処理脳波（BISモニターなど）". 決定版！オペナースのための手術室モニタリング. 讃岐美智義編著. オペナーシング秋季増刊. 大阪, メディカ出版, 2016, 44.

5) Aldecoa, C. et al. European Society of Anaesthesiology evidence-based and consensus-based guideline on postoperative delirium. Eur J Anaesthesiol. 34, 2017, 192-214.

6) Pandit, JJ. et al. 5th National Audit Project (NAP5) on accidental awareness during general anaesthesia：summary of main findings and risk factors. 113 (4), 2014, 549-59.

7) Dahaba, AA. Different conditions that could result in the bispectral index indicating an incorrect hypnotic state. Anesth Analg. 101, 2005, 765-73.

8) Schuller, PJ. et al. Response of bispectral index to neuromuscular block in awake volunteers. Br J Anaesth. 115 (Suppl 1), 2015, i95-i103.

9) 良峯徳和. 脳波の謎：リズムとその存在理由. 多摩大学研究紀要「経営情報研究」. 21, 2017, 93-100.

10) 讃岐美智義. 麻酔科研修チェックノート. 改訂第6版. 東京, 羊土社, 2018, 168-73.

11) 上山博史. "【麻酔導入前】モニターを装着してモニターリング開始：処理脳波（BIS モニターなど）". 前掲書 4), 102-4, 186-9, 224-6.

ココだけは押さえる！ 第 10 話のおさらい

❶脳波は、電極付近の数百万個の脳細胞の電気信号を増幅して記録したものである。

❷電極の貼付位置が異なれば、脳波は異なると考える。

❸処理脳波モニターは、BIS、RE/SE、PSI などの数値だけでなく、波形を合わせて見ることが重要である。

❹麻酔レベルが適正なときには、脳波波形に安定してα波とδ波が混在した状態が見られる。また、睡眠紡錘波を確認することが大切である。

❺脳波モニターは、全身麻酔開始前から装着し、脳波波形の変化に見合う BIS、RE/SE、PSI などの数値になっているかどうかを確認することが大切である。

❻全身麻酔中には、術中覚醒だけでなく、深麻酔を避けるためにも処理脳波を正しく活用することが大切である。

第11話 筋弛緩薬の効果を判定する筋弛緩モニター
〜電極を貼るのは親指側？小指側？〜

新人オペナースみずきと研修医はじめの
モニタートラブル ドキドキ事件簿

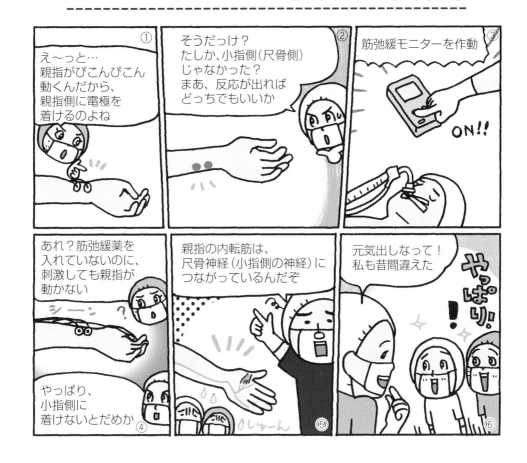

━━━ 何がダメだったの!? さぬちゃん先生のワンポイントアドバイス ━━━

筋弛緩モニターは、筋弛緩薬の効果を判定するために使用する。神経と筋肉の間（神経筋接合部）に筋弛緩薬が作用するため、電極で神経を刺激して筋肉が動くのをモニタリングする。標準的な刺激部位は、尺骨神経（小指側の前腕）で、筋肉の動きは親指（母指内転筋）で観察する。その理由は、母指内転筋は、尺骨神経によって支配されているからである。

➡ 筋弛緩モニター装着時の注意点は？　くわしく見ていこう！

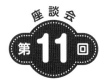

座談会
第**11**回

筋弛緩モニターの電極はどこなら貼っても有効なのか？

「筋弛緩モニターの電極を貼付する位置とその理由」

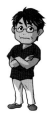

さぬちゃん 筋弛緩モニターの電極を、橈骨神経（手首の親指側）に貼付していて、はじめ先生に間違いを指摘されていましたね。

かすみ はい。私も、以前に間違えた経験があります。

はじめ みなさん、よく間違えるんです。「筋弛緩モニター着けました」と言われて、患者さんが入眠してモニタリングを始めると、筋弛緩薬を入れる前でもモニターが反応しない。そこで、ふとモニター電極の貼り付け場所を見てみると、尺骨側ではなくて橈骨側に着けているんです。

かすみ 筋弛緩モニターって親指が動くから、センサーも親指側の手首（橈骨側）に着けるんだと勘違いしちゃうんです。

さぬちゃん そうですね。親指が内転するのは、母指内転筋です。母指内転筋は、尺骨神経の支配なんです。親指の屈曲は正中神経、伸筋は橈骨神経が支配していますが、母指内転筋だけは、ナント、尺骨神経なんですね。**母指内転筋は母指球内で唯一、単独の尺骨神経支配の筋肉なんです！**（図1、2）**例外なんです！**

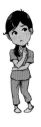

すみれ そうだったんですか。間違うわけですね。

さぬちゃん 尺骨神経麻痺のときには、屈曲ができないので鷲手になり、橈骨神経麻痺のときには手首が伸ばせないので下垂手、正中神経のときには母指対立ができないので猿手になるんですね。これは、「わしゃー、かとうさるまさ」と覚える。加藤清正ならぬ、加藤猿正です（図3）。

さくら なるほど。覚え方もいいんですが、尺骨神経が麻痺すると鷲手になるんですね。鷲手の特徴は何ですか。

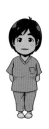

はじめ はい。鷲手は、薬指と小指が鷲の鉤爪のようになるのですが、親指、人差し指、中指はそれほど、鉤爪にはなっていません。それを考えると親指は内転できないのでこの形です（図4）。

かすみ そうなんだ。尺骨神経が母指内転筋を支配しているだなんて、ちょっと反則ですよね。

さぬちゃん 仕方ないですね。「母指内転筋は尺骨神経」と覚えるしかないですね。

筋弛緩薬の効果を判定する筋弛緩モニター〜電極を貼るのは親指側？小指側？〜

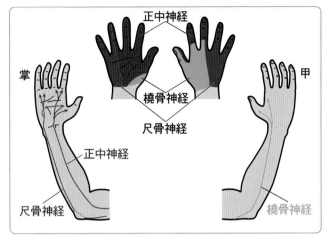

図1 正中神経・橈骨神経・尺骨神経の神経支配領域

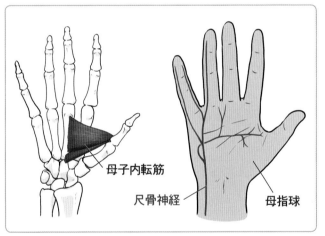

図2 母指内転筋は、尺骨神経の単独支配（母指球筋のなかでは唯一の例外）

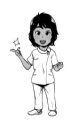

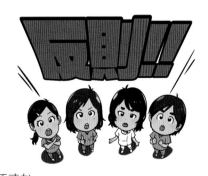

はづき なるほど。そのことを知らないと、実際に筋弛緩モニターの刺激電極を着けるときに大きな影響があるんですね。

はじめ 筋弛緩モニターの刺激電極は、尺骨側（小指側の手首）に貼ると覚えてください。

かすみ そういえば、はじめ先生が、刺激電極を足首に着けたり目の周りに着けたりするのを見たのですが、あれは何をしていたのですか。

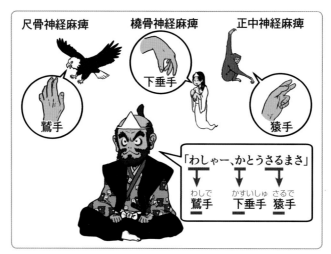

図3 「わしゃー、かとうさるまさ」

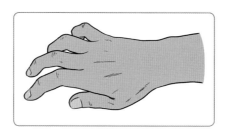

図4 鷲手

さぬちゃん　よい質問だね。はじめ先生、お願いします。

はじめ　はい。両手が術野になる手術で、内果を刺激したり皺眉筋（しゅうびきん）（目の周囲）を刺激してモニタリングすることがあります。

すみれ　足首はわかるのですが、顔面の筋肉でもよいのですか？

はじめ　ちょっと判定が難しいのですが、顔面の筋肉でもOKですよ。

すみれ　具体的に、どこに貼るのですか？

はじめ　皺眉筋、眼輪筋、咬筋などです。

さぬちゃん　そうだね。顔面の筋肉以外に、足指（後脛骨筋）の動きでも筋弛緩はモニタリングできるね。

はづき　そんなところでもモニタリングできるのですか。

さくら　えっ。そうだったんですね。

はづき　ところで、どこでモニタリングしても反応は同じなんですか？

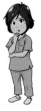

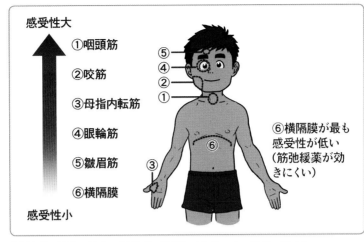

図5 筋弛緩に対する特異的感受性（文献1より引用・改変）

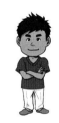

さぬちゃん　よい質問だね。

はじめ　厳密にいうと、電極の場所によって筋肉の感度がちょっと違うので、尺骨神経（親指）のモニタリングよりも少しだけ注意が必要なんだ。

すみれ　えー。それは面倒ですね。

かすみ　少しだけってどれくらいですか？

さぬちゃん　そうだね。横隔膜は最も筋弛緩薬が効きにくいので、母指内転筋で筋弛緩モニターが反応しなくても、バッキングすることがあるね。皺眉筋や眼輪筋では母指内転筋より感受性が低いので、筋弛緩モニターが、母指内転筋より少し反応しやすいね。

さくら　えっ。それは困ります。

はづき　困る！

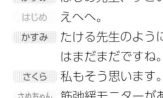

はじめ　そこまで大きくは違わないよ。連続的にモニタリングしていれば、変化を見ることもできるね。筋弛緩薬が効いてきたとか切れてきたとか。

はづき　そっかー。

さぬちゃん　そうですね。モニター電極の位置によってモニターの反応が少し違う（図6）ということを知っていたらいいね。

かすみ　はじめ先生、すごい。

はじめ　えへへ。

かすみ　たける先生のように患者さんが動いてから、筋弛緩薬を入れるようではまだまだですね。

さくら　私もそう思います。

さぬちゃん　筋弛緩モニターがあるのだから、きちんとモニタリングして筋弛緩薬を使う時代です。

顔面神経（皺眉筋）	顔面神経（眼輪筋）	咬筋神経（咬筋）
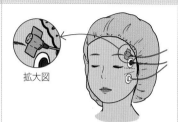 拡大図	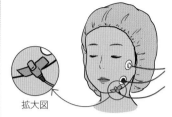 拡大図	拡大図
・顔面神経に刺激電極（白：頬骨弓下、黒：頬骨弓上） ・加速度トランスデューサ：皺眉筋（眉毛内側の上部）に、凹凸のある面を内側に向け立てて装着。 ・刺激電流は、最大上刺激ではなく 25 〜 30mA 程度。	・顔面神経に刺激電極（白：頬骨弓下、黒：頬骨弓上）。 ・加速度トランスデューサ：眉毛上の外側に立てて装着。 ・刺激電流は、最大上刺激ではなく 25 〜 30mA 程度。	・咬筋神経に刺激電極（白：頬骨弓下、黒：咬筋神経）。 ・加速度トランスデューサ：咬筋の下顎角付着部に立てて装着。

顔面に装着する上記 3 つの方法では、加速度トランスデューサは皮膚面と同じ方向に動くので、この運動を検知できるように、皮膚面に対して 90°回転させて立てて装着する必要がある（イラストをよく見てみよう）。

尺骨神経（母指内転筋）	後脛骨神経（短母指屈筋）
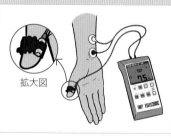 拡大図	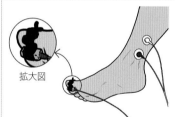 拡大図
・尺骨神経に刺激電極。 ・加速度トランスデューサ：母指内転筋。	・後脛骨神経に刺激電極（脛骨内果後方でアキレス腱との間、白は近位、黒は遠位）。 加速度トランスデューサ：母趾（底屈運動を評価）。

図6 刺激電極の装着位置と関連する神経

引用・参考文献

1）Thomas Fuchs-Buder. 臨床麻酔と研究における筋弛緩モニタリング. 鈴木孝浩訳. 東京, 真興交易医書出版部, 2013, 30.

2）臨床で役立つ TOF ウォッチ®マスターマニュアル. MSD 株式会社. https://www.msdconnect.jp/hcpsupport/edtl/tofmanual_2.xhtml（2020 年 2 月 17 日閲覧）

3）筋弛緩モジュールマニュアル. 日本光電工業株式会社. https://www.nihonkohden.co.jp/iryo/documents/pdf/H905389A.pdf（2020 年 2 月 17 日閲覧）

4）GE Healthcare Quick Guide：Neuromuscular Transmission. http://www3.gehealthcare.es/eses/productos/categorias/cuidados_perioperatorios/~/media/documents/uk/aoa/monitoring%20solutions%20nmt%20quick%20guide_jb43409xx_1_jan24.pdf（2020 年 2 月 17 日閲覧）

5）TOF-cuff 筋弛緩モニタ添付文書. アイ・エム・アイ株式会社. http://www.info.pmda.go.jp/downfiles/md/PDF/100001/100001_228ADBZX00085000_A_01_02.pdf（2020 年 2 月 17 日閲覧）

6）北島治. 筋弛緩モニタリングの機器, モニタリング部位, モニタリングの実際. 日本臨床麻酔学会誌. 36（1）, 2016, 63-71.

しっかりじっくり**モニター**ばなし

筋弛緩モニターとは

　全身麻酔中に使用する筋弛緩モニターは、神経を刺激して親指の動きをみるモニターである。かつては、末梢神経を刺激する装置（図1）を筋弛緩モニターとよんでいた時代もあったが、現在では、末梢神経刺激に加えて、親指の動きを感知するセンサーと記録を備えた装置を筋弛緩モニターとよぶ。

　末梢神経刺激装置によるモニタリングを定性的モニタリング（主観的モニタリング）とよぶのに対して、現在の筋弛緩モニターは定量的モニタリング（客観的モニタリング）とよぶ。いずれの筋弛緩モニターも TOF[＊]モニターとよばれることがある。

　日本では、**加速度センサーによるモニター**（日本光電工業社）のほか、**圧電素子センサーによるモニター**（GE ヘルスケア・ジャパン社）、血圧カフで末梢神経刺激と感知を行う**TOF-cuff®**（アイ・エム・アイ社）、**筋電図方式**（日本光電工業社）が販売されている（表1）。かつては、TOF ウォッチ®（図2）という加速度センサー方式のものがあったが、現在は販売が中止されている。

　鎮痛・鎮静・筋弛緩を別々の薬剤を使用して麻酔を組み立てる現代の全身麻酔では、筋弛緩を定量的に評価して投与するために必須モニターである。

筋弛緩モニターの動作原理

　通常は、前腕の尺骨神経の走行に沿って電極を装着し、神経を電気刺激して母指内転筋の筋

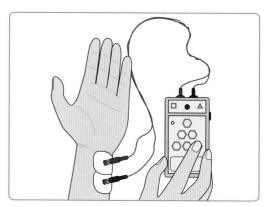

図1　末梢神経刺激装置

刺激電極（黒：陰極－／赤：陽極＋）のみ装着して親指の動きを目視で観察するか、触れることで感知する。Twitch、tetanus、TOF ボタンがある。刺激の強さは右横のダイアルで調整できる。

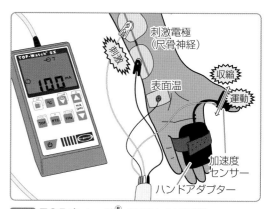

図2　TOF ウォッチ®（文献1より転載）

＊ TOF とは、train of four の略で、4連刺激のことである。4連刺激とは、2秒間に4回刺激を行うことで、刺激に対して何回反応したか（TOF カウント）と、1回目の反応に対する4回目の反応の高さを％や比で表す。

表1 筋弛緩モニターの種類

製品名 （メーカー）	刺激電極とセンサー	コントローラー （ボタン）	モニター表示部分
AF-101P （日本光電工業社）	 加速度センサー。刺激電極とセンサーは TOF ウォッチ®と同じもの。	 TOF、PTC、1Hz（twitch）、CAL ボタンがある。操作がシンプル。	 詳細設定は、モニターの表示部分で指定する。
CARESCAPE ベッドサイドモニタ（E-NMT モジュール） （GE ヘルスケア・ジャパン社）	 圧電素子センサー。刺激電極は前腕部の尺骨神経に沿って貼る。茶色：陰極－/白：陽極＋。親指の動きを圧電素子で感知するが、親指と示指に一体型のセンサーを装着する（センサー設置が容易）。	 NMT 設定コントローラー。基本はモニター画面で設定する。	 TOF％と TOF カウントが表示される。
TOF-cuff® （アイ・エム・アイ社）	 カフにセンサーが組み込まれている。上腕の尺骨神経あるいは下肢の後脛骨神経に沿うように▲▼マークを合わせる。	 PTC、ST、AUTO-PILOT、TOF ボタンがある。AUTO-PILOT は麻酔開始前から終了後までを自動的にモードを変更しながらモニタリングできる。	 TOF％、TOF カウント、PTC トレンドグラフが表示される。
AF-200 （日本光電工業社）	 筋電図センサー。尺骨神経に沿って、小指に向かって貼付	 TOF、PTC、1Hz（twitch）、CAL ボタンがある。操作がシンプル。	 詳細設定はモニターの表示部分で設定する

第11話

筋弛緩薬の効果を判定する筋弛緩モニター〜電極を貼るのは親指側？小指側？〜

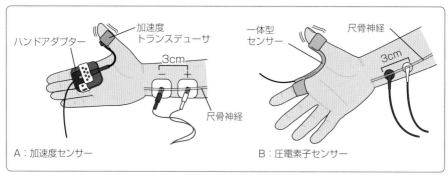

図3 刺激電極とセンサーの装着（A：加速度センサー、B：圧電素子センサー）

収縮反応をみる。筋の収縮反応は、親指に装着したセンサー（加速度または圧電素子）で感知する。筋弛緩薬は神経筋接合部（筋肉と神経の間）に作用するため、末梢神経を刺激して親指の反応を見ると、神経筋接合部での遮断の程度を評価できる。麻酔中には、筋弛緩の効果の程度を評価し、麻酔覚醒時には筋弛緩の残存を評価する必要がある。

筋弛緩モニターの刺激電極とセンサーは、どこに装着するのか？

TOF-cuff®以外の電極貼付タイプ（図3）

●刺激電極の装着

①アルコール綿で電極貼付予定部位をこする（皮膚抵抗を減らす）。

②電極は前腕の尺骨神経に沿って置き、末梢側にマイナス（陰極：黒または茶色）を、中枢側にプラス（陽極：白）を貼付する。電極間は接触しないように注意して、3cm程度離す。

●センサーの装着

加速度センサー：①加速度トランスデューサを親指の平らな面に取り付ける。②温度セン

サーとハンドアダプターを装着する。

圧電素子センサー：親指と示指に一体型センサーを挟み込む。

TOF-cuff®（図4）

上腕や足首では血管と神経が平行に走っているので、血管（上腕動脈や後脛骨動脈）を目安にカフを巻くと、刺激電極とセンサーが同時に装着できる。

筋弛緩モニターはキャリブレーションが必要

筋弛緩モニターを装着したら、はじめに「CALボタン」を押してキャリブレーションを行う必要がある。注意点として、全身麻酔開始前の意識のある状態ではCALボタンを押したり、モニタリングを開始してはいけない。ただし、筋弛緩薬を投与する前にCALを行わなければならない。

筋弛緩モジュール（日本光電工業社）では、CALボタンを押すと初期設定で50mA刺激（最大上刺激*）されて自動的に刺激電流を設定し、TOFのコントロール値を100％にする。キャリブレーションを行わないとTOF反応を

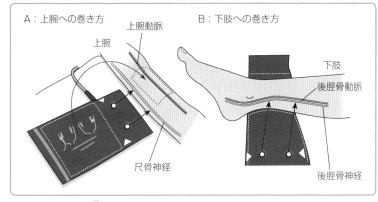

図4 TOF-cuff®

カフを上腕（尺骨神経）または下肢の内果（後脛骨神経）に巻くと、刺激電極とセンサーを同時に装着できる。

過大評価や過少評価する可能性がある。

なお、圧電素子センサー（GE ヘルスケア・ジャパン社）や TOF-cuff®（アイ・エム・アイ社）では、初回作動時に自動的にキャリブレーションが行われるため CAL ボタンはない。

＊最大上刺激：最大の筋収縮が得られるよりも大きな電流（最大刺激の 10 〜 20% 増）で刺激する。最大上刺激となるように、必要なら初期値を変更する。

筋弛緩モニターが動作しない場合

①電極と皮膚が接触していないか、ケーブル（刺激電極、センサー）が外れているか断線している。長時間のモニタリングを行う場合、電極を定期的に確認する

②はじめから筋力が弱い患者（神経障害や筋疾患など）では、筋弛緩モニターの刺激に反応しないことがある。この場合は使用できない。

引用・参考文献

1） 笹川智貴．"【事前学習】覚えておきたいモニタリング基礎知識：筋弛緩モニター"．決定版！オペナースのための手術室モニタリング．讃岐美智義編著．オペナーシング秋季増刊．大阪，メディカ出版，2016，48-9．
2） 筋弛緩モジュール添付文書．日本光電工業．https://www.nihonkohden.co.jp/iryo/documents/pdf/H905389A.pdf（2020 年 2 月 17 日閲覧）
3） S/5 患者モニター（筋弛緩モジュール）GE ヘルスケア・ジャパン．http://www.info.pmda.go.jp/ygo/pack/530979/21300BZY00457000_R_01_06/21300BZY00457000_R_01_06?view=body（2020 年 2 月 17 日閲覧）
4） TOF-cuff 筋弛緩モニター．アイ・エム・アイ．https://www.imimed.co.jp/products/monitor/tof-cuff.html（2020 年 2 月 17 日閲覧）
5） 讃岐美智義．"モニターと検査のポイント"．麻酔科研修チェックノート．改訂第 6 版．東京，羊土社，2018，142-5．
6） 笹川智貴．"【麻酔導入前】モニターを装着してモニタリング開始：筋弛緩モニター"．前掲書 1），105-7．

ココだけは押さえる！ 第11話のおさらい

❶筋弛緩薬の効果を判定する筋弛緩モニターは、末梢神経を刺激して筋収縮を検知する方法である。

❷加速度センサー（日本光電工業社）、圧電素子センサー（GE ヘルスケア・ジャパン社）、TOF-cuff®（アイ・エム・アイ社）、筋電図方式（日本光電工業社）などが販売されている。

❸加速度センサーや圧電素子センサーの場合は、前腕の尺骨神経で電気刺激を行い、母指内転筋が収縮するのを同側の親指で感知する。TOF-cuff®は、上腕の尺骨神経または、内果の後脛骨神経に沿ってカフを巻き、電気刺激および感知を行う。

❹前腕に装着する電極は、前腕の尺骨神経に沿って置き、末梢側にマイナス（陰極：黒または茶色）を、中枢側にプラス（陽極：白）を貼付する。電極間は接触しないように注意して、3cm 程度離す。

❺TOF-cuff®の場合は、血管と神経が平行に走っているので、血管（上腕動脈や後脛骨動脈）を目安にカフを巻く。

❻開始前にキャリブレーションを行うが、全身麻酔開始前の意識のある状態ではCAL ボタンを押したり、モニタリングを開始してはいけない。ただし、筋弛緩薬を投与する前に CAL を行わなければならない。

第12話

筋弛緩をどのように評価すればいいの？

～筋弛緩モニターを調べるのは麻酔覚醒前だけ？～

新人オペナースみずきと研修医はじめの
モニタートラブル ドキドキ事件簿

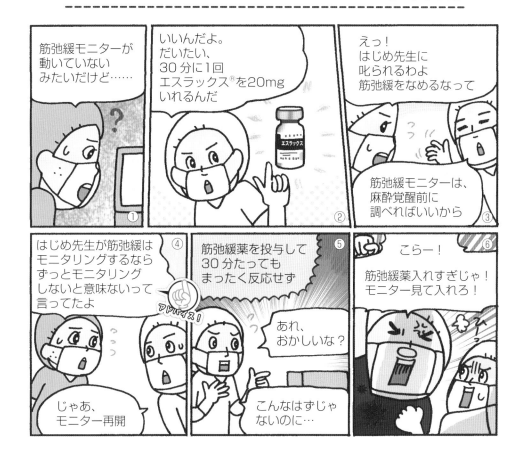

---- **何がダメだったの!? さぬちゃん先生のワンポイントアドバイス** ----

効果が切れないように筋弛緩薬を定期的に入れるのはいいが、筋弛緩効果をモニタリングしていないのは残念である。モニタリングするのが面倒だと思い怠っていると、過量投与で効果が遷延しているのに気づかない。また、過少投与になれば体動やバッキングを起こす。筋弛緩薬を使うなら、筋弛緩モニタリングをすべきである。

➡ 筋弛緩モニタリングってなぜ必要？　くわしく見ていこう！

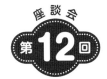

座談会 第**12**回 筋弛緩モニターは何を確認するために使うのか？

「周術期の筋弛緩モニタリングの重要性とその理由（わけ）」

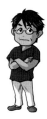

さぬちゃん 筋弛緩モニターを使わずに、筋弛緩薬を入れていたテキトーなたける先生を、はじめ先生が叱っていましたね。

かすみ はい。たける先生は、「筋弛緩モニターは着けるのが面倒だから、はじめ先生に着けなさいと言われてから着ければいいんだよ」といっていました。

さぬちゃん 筋弛緩モニターが、なぜ筋弛緩の効果を判定できるか知っていますか？

さくら えーと……。

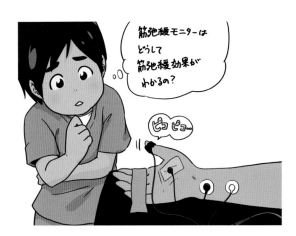

さぬちゃん はじめ先生、説明して。

はじめ はい。麻酔のときに使う筋弛緩モニターは、神経－筋肉の伝達ができているかどうかを調べるものです。術中に使用する筋弛緩薬は、神経と筋肉の間（神経筋接合部）に入り込んで、神経と筋肉の伝達を阻害します。筋弛緩モニターは、筋弛緩薬が効いているかどうかをみるモ

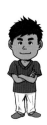

表1 筋弛緩モニタリングに細心の注意を払わないといけない患者
（ロクロニウムの投与に注意を要する患者）

- 肝疾患（肝硬変）、胆道疾患

- 腎不全

- 神経筋疾患（筋ジストロフィー、筋強直症候群、先天性ミオパチー、脊髄性筋萎縮症、ギランバレー症候群等）またはポリオ罹患後の患者、重症筋無力症、ランバート・イートン筋無力症候群

- 低体温、低灌流

- 電解質異常（低カリウム血症、低カルシウム血症、高マグネシウム血症など）、低蛋白血症、脱水症、アシドーシス、高二酸化炭素血症

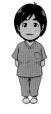

ニターです。決して、筋力が強いか弱いかを判定できるわけではないのです。

かすみ　そうなんだ。

さぬちゃん　そうだね。筋弛緩薬が効いているかどうかをみるモニターだね。だから、筋弛緩モニターは、筋弛緩薬を投与する前の神経と筋肉の伝達状態をコントロール（元の状態）と考えると、そのコントロールがうまくとれない患者さんでは、特に注意が必要なんだ。

さくら　コントロールがうまくとれないとは、どういう患者ですか？

はじめ　はい。たとえば、重症筋無力症とか筋ジストロフィーなどの筋疾患では、神経筋接合部が正常でも反応が伝わりにくいので、筋弛緩モニターに反応しにくい可能性があります。

さくら　そっかー。筋疾患かー。

はじめ　そうですよ。そういう患者は筋弛緩の遷延が考えられますね。ほかに、筋弛緩作用の遷延に注意しなければいけないのは、肝疾患（肝硬変）や胆道疾患、腎不全、低体温や低灌流、電解質異常（低カリウム血症、低カルシウム血症、高マグネシウム血症など）、低蛋白血症、脱水症、アシドーシス、高二酸化炭素血症なども注意が必要だね（表1）。
また、ICUの呼吸管理で長期に連続投与するときには、筋弛緩作用の遷延を起こしてひどいことになるので、筋弛緩モニターは必須だね。

すみれ　よりきちんと筋弛緩モニタリングしないといけない患者＝筋弛緩薬の投与に細心の注意を払わないといけない患者なのですね。

さぬちゃん　そうだね。

さくら　たける先生が、30分ごとに筋弛緩薬を入れていたのは何が根拠だったのですか？

すみれ　勘じゃないのですか？

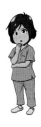

はじめ　そうですね。

かすみ　たける先生、若い患者でも、高齢の患者でも関係なく30分に20mgずつロクロニウムを入れていました。筋弛緩モニターは、着いているだけで、動作していません。

はじめ　たけるのやつ、いい加減だな（✕）。

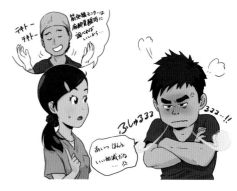

さくら　基本的に面倒くさがりですね。たける先生。

はじめ　ロクロニウムの作用持続時間は、ほかの非脱分極性筋弛緩薬と比較して、個体差が大きいため、筋弛緩モニターを用いた客観的評価が必要である"と添付文書に書いてあるんですが……。

はづき　添付文書に書いてあるんですか？

さぬちゃん　そうだね。添付文書に書いてあるということは、どういうことかわかるかな？

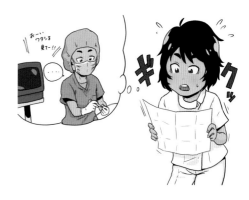

はづき　うーん。守らないと、何かが起きたら、後からいろいろ咎められる？

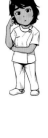

さぬちゃん　そうかもね。重大事故が起きたときにはね。添付文書を読んでなかったと咎められるね。

はづき　添付文書は大事ですね。

さぬちゃん　というよりもそれ以前に、筋弛緩薬は個人差が大きいので、適切に入れたと思っても、思い通りの効果が得られないのが問題なんだ。入れたのに効いていなかったらどうなる？

さくら　体動やバッキングして危ないです。

さぬちゃん　そうだね。せっかく筋弛緩薬を入れているのに効いていないのは、論外だね。筋弛緩薬を入れる意味がない。

はじめ　薬剤を入れたら必ず、その効果が出ているのかどうかを確認するのは、当たり前の話ですね。

かすみ　よくわかります。エフェドリンを入れた後に、脈拍や血圧が上がったかどうか確認するのと同じなんですね。

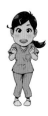

はじめ　そうそう。その効果をみることが大事だね。全身麻酔中（患者の意識のないとき）にしか使用しない筋弛緩薬の効果が、バッキングしたり体動しないとわからないというのは、ダメなんだ。

すみれ　だから、筋弛緩モニターで、筋弛緩薬投与前から、筋弛緩薬の効果が切れるまでモニタリングするのですね。

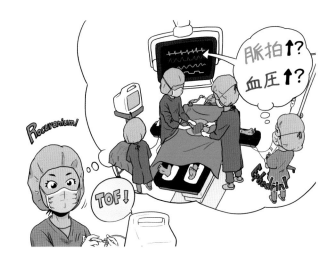

さぬちゃん　そうだね。術中に動いて余計なところを損傷したりするのは危険極まりない。特に、最近は内視鏡や顕微鏡の手術が増えているから、筋弛緩は深めで、体動やバッキングを起こさないように筋弛緩薬投与をするので、筋弛緩モニタリングはますます重要だね。

かすみ　そういえば、さぬちゃん先生が以前、「薬剤を入れたら、看護師でも医師でもその効果を必ず確認すべきだ」と話していた気がします。たしか、6R とか 8R とかの話だったのですが……。

さぬちゃん　6R というのは、よく看護師さんたちが薬剤投与をするときに復唱するね。6R は何が含まれていますか？さくらさん。

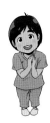

さくら　はい。薬剤を患者さんに投与するときには、①正しい患者（Right Patient）、②正しい薬（Right Drug）、③正しい目的（Right Purpose）、④正しい用量（Right Dose）、⑤正しい用法（経路）（Right Route）、⑥正しい投与時間（Right Time）、を確認することが大切だといわれています。8R というのは何ですか？

さぬちゃん　6R というのは、ほんとは 8R なんだ。8R だと難しいので、特に大切な 5R（「正しい目的」がないもの）や 6R が採用されたのではないかな。8R とは①正しい患者（Right Patient）、②正しい薬（Right Medication）、③正しい用量（Right Dose）、④正しい用法（経路）（Right Route）、⑤正しい投与時間（Right Time）、⑥正しい記録（Right Documentation）、⑦正しい根拠（Right Reason）、⑧正しい反応（Right Response）だ。6R と比べると、投与した薬剤が⑥正

表2 誤薬防止の 6R と薬剤投与の 8R の比較（文献 5、6 より引用）

誤薬防止の 6R（日本看護協会）	薬剤投与の 8R
①正しい患者（Right Patient） ②正しい薬（Right Drug） ③**正しい目的（Right Purpose）** ④正しい用量（Right Dose） ⑤正しい用法（経路）（Right Route） ⑥正しい投与時間（Right Time）	①正しい患者（Right Patient） ②正しい薬（Right Medication） ③正しい用量（Right Dose） ④正しい用法（経路）（Right Route） ⑤正しい投与時間（Right Time） ⑥**正しい記録（Right Documentation）** ⑦**正しい根拠（Right Reason）** ⑧**正しい反応（Right Response）**

※太字は「5R」に追加されたもの。

しく記録され、⑦正しい根拠（Right Reason）で投与されているのか、⑧正しい反応（Right Response）がみられているのかを確認することが追加されています。この正しい根拠と正しい反応というのが大切なんです。すべての薬剤で、これを行えば間違いはさらに減るのではないかと思うよ（**表2**）。

さくら　本当は 8R だったんですね。

かすみ　そうそう 8R だ、忘れてました。筋弛緩モニターは、⑧正しい反応をみるために大事なんですね。

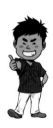

はじめ　「ゆりかごから墓場まで」ではないけど、「筋弛緩薬の投与前から術後に筋弛緩効果が切れたのを確認するまで」、筋弛緩モニターを使い続けることが必要だね（**図1**）。

かすみ　そうかー。じゃあ、筋弛緩薬を使っているのに筋弛緩モニタリングをしていないというのは、血圧測定も行わず血圧が下がったかもと思って、根拠もなくエフェドリンを入れているのと同じですね。

さくら　それは、大変。たける先生に教えてあげなくっちゃ。

すみれ　よーくわかりました。

はづき　血圧と脈拍だけではなく、筋弛緩モニターも筋弛緩薬投与の反応をみるためには必須であることがわかりました。

さぬちゃん　今回もおもしろかったでしょ。

さくら　筋弛緩モニターもしっかり勉強しないといけないことがわかりました。

かすみ　筋弛緩はそのつど必要な程度に維持する、ですね。

すみれ　筋弛緩薬を使うときには、8R にもとづいて筋弛緩モニタリングを併せて行わないと薬物投与の効果がみられないですね。

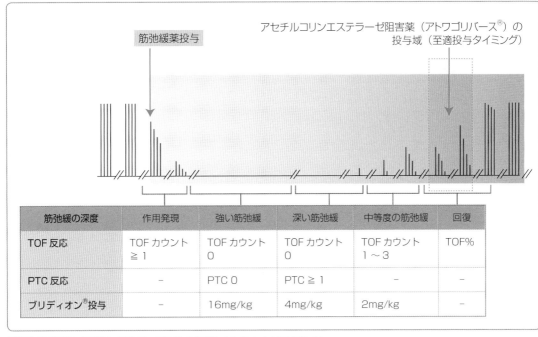

筋弛緩薬投与

アセチルコリンエステラーゼ阻害薬（アトワゴリバース®）の投与域（至適投与タイミング）

筋弛緩の深度	作用発現	強い筋弛緩	深い筋弛緩	中等度の筋弛緩	回復
TOF 反応	TOF カウント ≧ 1	TOF カウント 0	TOF カウント 0	TOF カウント 1～3	TOF%
PTC 反応	−	PTC 0	PTC ≧ 1	−	−
ブリディオン®投与	−	16mg/kg	4mg/kg	2mg/kg	−

図1 筋弛緩の深度と TOF、PTC の関係（文献 1 より引用改変）

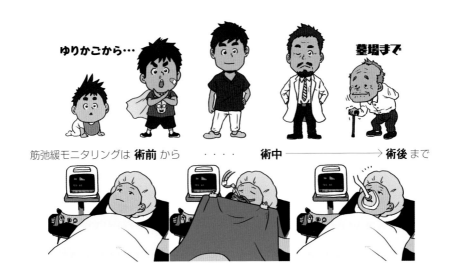

ゆりかごから…

墓場まで

筋弛緩モニタリングは **術前** から ・・・・ **術中** ────→ **術後** まで

さぬちゃん　いかがだったでしょうか。

そして、なんとここで本書の座談会は終了です。機会があれば、また
どこかでお会いしましょう！

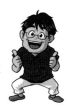

引用・参考文献

1) Fuchs-Buder, T. et al. Good clinical research practice in pharmacodynamic studies of neuromuscular blocking agents Ⅱ：the Stockholm revision. Acta Anaesthesiol Scand. 51（7）, 2007, 789-808.

2) 讃岐美智義. "モニターと検査のポイント". 麻酔科研修チェックノート. 改訂第 6 版. 東京, 羊土社, 2018, 142-5.

3) 笹川智貴. "【麻酔維持】維持期はこんなトラブルに要注意：筋弛緩モニター". 決定版！オペナースのための手術室モニタリング. 讃岐美智義編著. オペナーシング秋季増刊. 大阪, メディカ出版, 2016, 190-2.

4) エスラックス添付文書. MSD 株式会社. http://www.info.pmda.go.jp/go/pack/1229405A1028_2_09/（2020 年 2 月 17 日参照）

5) 日本看護協会. 医療安全推進のための標準テキスト. 2013, 21. https://www.nurse.or.jp/nursing/practice/anzen/pdf/text.pdf（2020 年 2 月 17 日参照）

6) Robert J. et al. "The eight "rights" of medication administration". Nursing Drug Handbook 2017. Philadelphia, Saunders, 2017, 1552p.

しっかりじっくり**モニター**ばなし

いつ、どのような筋弛緩状態になればよい？

129 ページのマンガでは、たける先生が筋弛緩モニタリングをせずに定期的に決まった量のロクロニウム（エスラックス®）を投与していた。途中でモニタリングを再開したが、30 分経っても神経刺激に反応せず、はじめ先生に叱られた。筋弛緩薬は必要なときに必要なだけ入れるのがよい。ロクロニウムの拮抗薬であるスガマデクス（ブリディオン®）があるからといって、筋弛緩薬を過量投与すれば、拮抗薬がさらに大量に必要になる。また、筋弛緩薬を投与しても十分な効果が出ないと、手術の佳境にバッキングや体動を引き起こしかねない。

筋弛緩薬は、一般的に効果に個人差がある薬剤であるため、効果を継続的にモニタリングすべきである。では、"いつ"、"どのような"筋弛緩状態になっていればよいのだろうか。

そもそも筋弛緩モニターは、なぜ必要なのか？

筋弛緩モニターは、全身麻酔中に投与した筋弛緩薬の効果を判定するために用いられる。目的としては、「①気管挿管時や術中の適切な筋弛緩効果の評価」と「②麻酔覚醒時の残存筋弛緩効果の評価」である。

つまり、筋弛緩薬投与前に筋弛緩モニターを装着し（装着法は p.126 参照）、筋弛緩薬投与中、さらに筋弛緩薬の効果消失までの全過程をモニタリングするということである。

TOF と PTC

筋弛緩モニターの基本モードは TOF（train of four）であるが、もっと確実に体動を抑えたい場合には PTC（post tetanic count）モードを併用したモニタリングが行われる。PTC は、通常の TOF で反応が出ない場合（TOF カウント =0）の深い筋弛緩状態を評価する。TOF や PTC は、刺激モードが違うだけで、同じ筋弛緩モニターで両方を調べられる（図 1）[1]。

TOF は 2 秒間に 4 回（0.5 秒に 1 回）刺激するものであり、親指に着けたセンサーが刺激に何回反応したかをみる TOF カウント（回数）と、T1（第 1 刺激の反応）と T4（第 4 刺激の反応）の高さの比（T4/T1）をみる TOF% がある。

TOF% は T1 を 1 としたときに T4 がどの程度の反応かをみており、T4 の反応がないときには表示されない。筋弛緩の効果が減弱してくると、T1、T1+T2、T1+T2+T3、T1+T2+T3+T4 のように TOF カウントは 0 から 4 へと増加する。T4 まで出てはじめて TOF% が表示される。TOF カウントが 0 であっても、横隔膜は動く可能性がある。もっと深い筋弛緩（強力な保険）がほしいとき（絶対に患者を動かしたくない場面）には、PTC モードを使って筋弛緩を評価する。

PTC で深い筋弛緩をモニタリングできる理由

では、TOF で反応しないものが、なぜ PTC では反応するのだろうか？ それは PTC の刺激

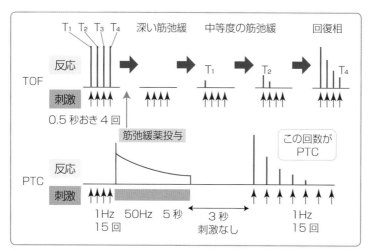

図1 TOF と PTC の違い（文献 1 より引用改変）

方法を考えてみればわかる。PTC は、はじめに 5 秒間 50Hz のテタヌス刺激（非常に頻度の高い刺激。起きている人にやると耐えられないほど痛い）を与えることによって、神経筋接合部で神経伝達物質であるアセチルコリンを放出させる。3 秒間刺激を休んだ後、1 秒ごとの刺激（twitch）を与えると筋肉は反応することがある。テタヌス刺激（強い刺激）であらかじめアセチルコリンを出しておけば、twitch に反応しやすくなる。

PTC では、あと何分で TOF モードの T1 が出現するかがわかる。PTC が 1 であれば、10 分以内に TOF の T1 が出現する。PTC が 5 なら 3 〜 4 分で、PTC が 7 ならまもなく T1 が出現する（**図2**）[2]。

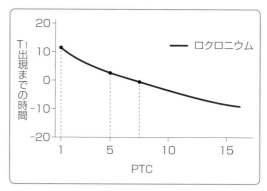

図2 PTC と T1 出現までの時間（分）
（文献 2 より引用改変）

筋弛緩薬投与前から筋弛緩薬効果消失までのモニタリング

術中には、さまざまな筋弛緩の段階になるように筋弛緩薬の投与をコントロールする必要が

ある。そういった意味でも、筋弛緩薬がどの程度効いているかの確認は、全身麻酔導入時（筋弛緩薬投与前）から術中はもとより、筋弛緩効果の消失が確認できるまで継続して行う。中等度の筋弛緩で維持する場合は、投与タイミングとして TOF カウントが 2 以下になるように筋弛緩薬を投与する。内視鏡や顕微鏡手術で深い筋弛緩が必要な場合は、PTC で 5 以下になるようにコントロールする。筋弛緩薬の拮抗は、

表1 麻酔の各タイミングと TOF の目安

タイミング		TOF カウント	TOF%
麻酔導入		0/4	0%
麻酔維持 （筋弛緩薬の追加）	中等度の筋弛緩	2/4	−
	深い筋弛緩	PTC5 以下	−
筋弛緩の拮抗	ブリディオン®2mg/kg	2/4	−
	ブリディオン®4mg/kg	PTC2	−
抜管時		4/4	90%以上

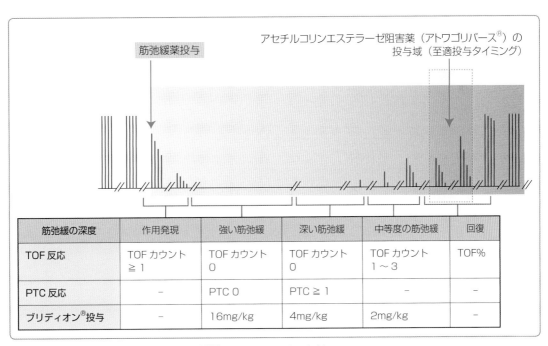

筋弛緩薬投与

アセチルコリンエステラーゼ阻害薬（アトワゴリバース®）の
投与域（至適投与タイミング）

筋弛緩の深度	作用発現	強い筋弛緩	深い筋弛緩	中等度の筋弛緩	回復
TOF 反応	TOF カウント ≧ 1	TOF カウント 0	TOF カウント 0	TOF カウント 1 ～ 3	TOF%
PTC 反応	−	PTC 0	PTC ≧ 1	−	−
ブリディオン®投与	−	16mg/kg	4mg/kg	2mg/kg	−

図3 筋弛緩の深度と TOF、PTC の関係 （文献 2 より引用改変）

TOF カウントが 2 以上になればブリディオン®
2mg/kg を投与し、PTC が 1 ～ 2 になればブ
リディオン®4mg/kg を投与する。投与後（覚
醒前）には TOF% ≧ 90% を確認する（**表1、
図 3**[2]）。近年では、筋弛緩からの回復は
TOF% ≧ 100% を求める動きもある。

筋弛緩の残存は臨床症状からではわからない？

　前述のように、筋弛緩からの回復の指標が
TOF% ≧ 90% だとすると、これに相当する臨
床的指標の項目はない。従来からよくやってい

表2 TOF% の数値と回復の臨床的指標（文献 3 より引用改変）

	TOF%＜ 70%	70%＜ TOF%＜ 90%	90%≦ TOF%
回復臨床的指標	臨床的未回復 • 最大吸気陰圧≧－ 25cmH₂O • 肺活量＜ 15mL/kg • 頭部挙上＜ 5 秒 • 握手不可能 • 舌呈出不可能	臨床的回復 • 最大吸気陰圧＜－ 25cmH₂O • 肺活量≧ 15mL/kg • 頭部挙上≧ 5 秒 • 握手可能 • 舌圧子テスト合格 　（TOF%＞ 85%）	信頼できる指標はない
定性的モニター指標	• TOF による減衰の検出範囲 　TOF%＜ 40%	• 100Hz、5 秒間のテタヌス刺激による減衰の検出範囲はTOF%＜ 85%	信頼できる指標はない

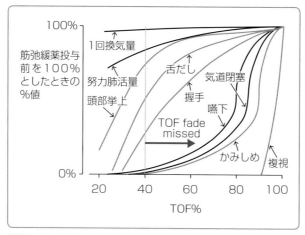

図4 筋弛緩薬の残存と回復の臨床的指標
（文献 4 より引用改変）

る「頭部挙上≧ 5 秒」「握手可能」「舌圧子テスト」「肺活量 ≧ 15mL/kg」などは、70% ＜ TOF % ＜ 90% の指標でしかない。また、100Hz、5 秒間のテタヌス刺激でフェード（減衰）なしは、TOF% ＜ 85% の指標である（表2）[3]。

TOF% = 80% でも気道閉塞の危険性があることを考えると、臨床的指標のみに頼って筋弛緩の残存を確認することは、理にかなっていない。筋弛緩モニターが使用できる状況では、筋弛緩の残存を評価するうえでも、覚醒前のTOF ≧ 90% の確認は心がけたい（図4）[4]。

【引用・参考文献】

1) 讃岐美智義. "麻酔薬は進化する：管理上の注意点は何か". やさしくわかる！ 麻酔科研修. 東京, 学研メディカル秀潤社, 2015, 175.

2) Fuchs-Buder, T. et al. Good clinical research practice in pharmacodynamic studies of neuromuscular blocking agents Ⅱ：the Stockholm revision. Acta Anaesthesiol Scand. 51 (7), 2007, 789-808.

3) Plaud, B. et al. Residual paralysis after emergence from anesthesia. Anesthesiology. 112 (4), 2010, 1013-22.

4) Donati, F. Residual paralysis：a real problem or did we invent a new disease?. Can J Anaesth. 60 (7), 2013, 714-29.

5) アイ・エム・アイ株式会社. TOF-cuff 筋弛緩モニタ. https://www.imimed.co.jp/products/monitor/tof-cuff.html（2020 年 2 月 17 日閲覧）

6) 讃岐美智義. "モニターと検査のポイント". 麻酔科研修チェックノート. 改訂第 6 版. 東京, 羊土社, 2018, 142-5.

7) 笹川智貴. "麻酔維持：筋弛緩モニター". 決定版！ オペナースのための手術室モニタリング. 讃岐美智義編著. オペナーシング秋季増刊. 大阪, メディカ出版, 2016, 190-2.

8) "覚醒・抜管〜術直後：筋弛緩モニター". 前掲書 7）, 227-9.

9) 北島治. 弛緩モニタリングの機器, モニタリング部位, モニタリングの実際. 日本臨床麻酔学会誌. 36 (1), 2016, 63-71.

10) El-Orbany, M. et al. The relationship of posttetanic count and train-of-four responses during recovery from intense cisatracurium-induced neuromuscular blockade. Anesth Analg. 97 (1), 2003, 80-4.

ココだけは押さえる！ 第 12 話のおさらい

❶筋弛緩モニターは、全身麻酔中に投与した筋弛緩薬の効果を判定するために用いられる。

❷具体的には、「①気管挿管時や術中の適切な筋弛緩効果の評価」と「②麻酔覚醒時の残存筋弛緩効果の評価」である。

❸筋弛緩の連続的評価に用いるモードとして、TOF（train of four）と PTC（post tetanic count）がある。

❹筋弛緩モニタリングは、全身麻酔導入時（筋弛緩薬投与前）から術中はもとより筋弛緩効果の消失確認ができるまで継続して行う。

❺術中は、中等度の筋弛緩では TOF カウントが 2 以下になるように、強い筋弛緩が必要な場合は PTC が 5 以下になるようにコントロールする。

❻麻酔覚醒前には、TOF% ≧ 90% に回復したことを確認し、回復していなければ至適量のブリディオン®などの拮抗薬を投与する。

INDEX

著 者 略 歴

讃岐美智義（さぬき みちよし）
呉医療センター・中国がんセンター 麻酔科 科長

1987年　広島大学 医学部 卒業
　　　　広島大学 麻酔科 研修医、JA尾道総合病院 麻酔科 医師
1994年　広島大学大学院 修了（医学博士）
1995年　広島大学 手術部 助手
1996年　広島市立安佐市民病院 麻酔・集中治療科 副部長
2003年　同 部長
2004年　県立広島病院 麻酔・集中治療科 医長
2006年　東京女子医科大学 麻酔科 非常勤講師
2007年　広島大学病院 麻酔科 講師
2019年　呉医療センター・中国がんセンター 麻酔科 科長（現在）
　　　　広島大学医学部 客員教授（現在）

学 会

日本麻酔科学会代議員、日本専門医機構認定麻酔科専門医、
日本心臓血管麻酔学会認定指導医、日本ペインクリニック学会専門医、
日本心臓血管麻酔学会常任理事、日本麻酔・集中治療テクノロジー学会選任理事

主な編著書

「ナースのための手術室モニタリング攻略ガイド」（メディカ出版／編著）
「麻酔科研修チェックノート」（羊土社／著）
「やさしくわかる！ 麻酔科研修」（学研メディカル秀潤社／著）
「手術室・ICUで使う薬剤ノート」（メディカ出版／共著）
「周術期モニタリング徹底ガイド」（羊土社／編著）
「麻酔科薬剤ノート」（羊土社／編著）
「100倍楽しくなる麻酔科研修30日ドリル」（羊土社／著）
「Dr.讃岐のツルっと明解！ 周術期でよくつかう薬の必須ちしき」（メディカ出版／著）
など多数

受賞歴

日本麻酔科学会ソフトウェアコンテスト最優秀賞1回、優秀賞9回、社会賞1回

Web

麻酔科医定番サイトmsanuki.com（麻酔科医の麻酔科医による麻酔科医のためのサイト）運営
http://msanuki.com

趣 味

ソフトウエア開発、スキー（SAJ 2級）、インラインスケート、散歩、うどん食べ歩きなど

本書は、小社刊行の雑誌『オペナーシング』33巻1号～12号の連載「教えて！さぬちゃん先生！ みずきとたけるの手術室モニタートラブルドキドキ事件簿」「自信をもって動ける！ さぬちゃん先生レクチャー！じっくりしっかりモニターばなし」とWEB連載「麻酔科医の実は…続Dr.さぬきがこっそり聞き出す"モニタリングの"ホンネ」をまとめ、加筆・修正し単行本化したものです。

手術室のモニタリング"あるあるトラブル"解決塾
ーさぬちゃん先生の こそ勉ナース&研修医のための

2020年11月1日発行　第1版第1刷

著　者	讃岐 美智義
発行者	長谷川 素美
発行所	株式会社メディカ出版
	〒532-8588
	大阪市淀川区宮原3-4-30
	ニッセイ新大阪ビル16F
	https://www.medica.co.jp/
編集担当	山田美登里
装幀・組版	イボルブデザインワーク
イラスト	藤井昌子／小玉高弘
印刷・製本	株式会社シナノ パブリッシング プレス

ISBN978-4-8404-7234-0　　　　　　　　　　　　Printed and bound in Japan

当社出版物に関する各種お問い合わせ先（受付時間：平日9：00～17：00）
●編集内容については、編集局 06-6398-5048
●ご注文・不良品（乱丁・落丁）については、お客様センター 0120-276-591
●付属のCD-ROM、DVD、ダウンロードの動作不具合などについては、デジタル助っ人サービス 0120-276-592